U0084473

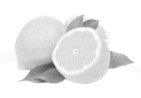

糖尿病

飲食指南

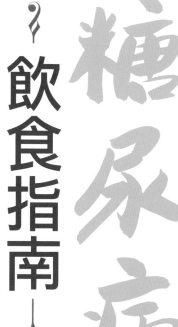

掌握GI值搭配，輕鬆穩定血糖值。

糖尿病也可以吃得很豐盛！
學會計算GI值，掌握正確分量，
高蛋白、低脂肪、營養補對了，享受美食也能健康零負擔！

陳偉（北京協和醫院臨床營養科副主任、主任醫師
北京糖尿病防治協會理事長）著

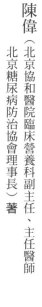

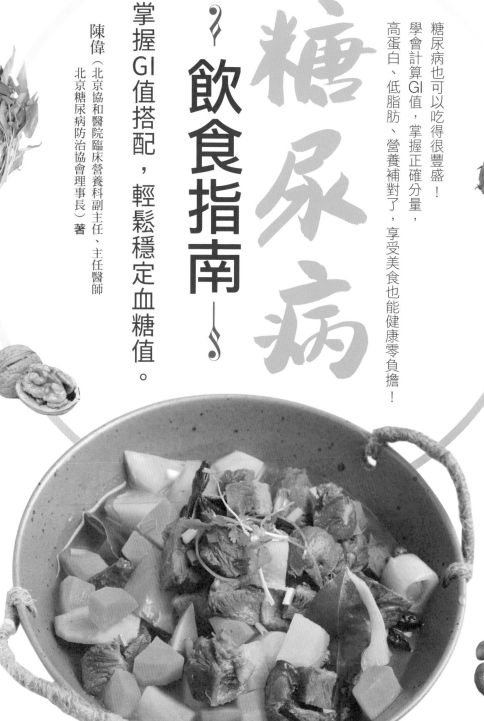

糖尿病的飲食原則

10年前，說起誰得了糖尿病，大家想到的可能都是些老年人。但現在，很多年輕人也加入了糖尿病大軍。

的確，近年來糖尿病的患病率快速上升且趨於年輕化。隨著物質的豐富，人們的生活水準愈來愈高，每天都像過年一樣，想吃什麼就吃什麼，再加上久坐、缺乏運動，導致糖尿病患者愈來愈多。因此，世界衛生組織（WHO）呼籲大家「飲食控糖」，所有不以飲食控糖為基礎的糖尿病控制，都是不負責任的！

飲食控糖是糖尿病診治的基礎，且是糖尿病患者一生所要堅持的。提起糖尿病患者的飲食，很多人的印象就是不停地計算熱量、沒有味道、不能吃肉、不能吃水果、不能吃甜食等。其實，如果掌握住正確的飲食原則，糖尿病患者也可以享受美味的。

糖尿病患者的飲食應遵循「控制總量、營養均衡」的原則，並定期跟醫生溝通，及時調整飲食。還要時刻提醒自己，為了健康，只有做到少飲或不飲酒，且飲食有度，才能有效控制血糖水準。

本書教導糖尿病患者學會科學烹調、科學搭配飲食，以穩糖為目標，以健康為原則，以輕食為態度，以美味為訴求，讓糖尿病患者吃得既營養健康，又讓血糖穩穩的！
希望每位糖尿病患者都能吃對吃好，過上快樂生活！

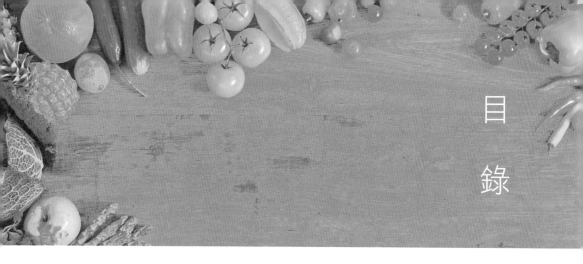

目錄

糖尿病飲食4個關鍵字
穩糖、健康、輕食、美味

Chapter
1

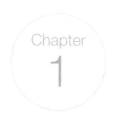

5大技巧，
輕鬆掌控糖尿病飲食

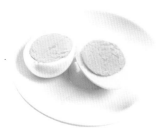

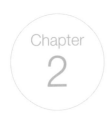

Chapter
2

優選主食，
拉開熱量等級的關
鍵

Chapter
3

合理副食，
控糖美味兩不誤

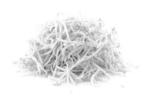

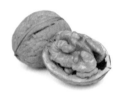

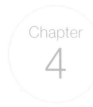

Chapter

4

糖尿病合併症
飲食建議

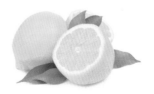

關於糖尿病的飲食法則，

你知道多少？

既想滿足口腹之慾，又想穩血糖，

總是讓你陷入兩難的境地嗎？

把握4大關鍵字，讓你吃得健康又美味！

糖尿病飲食4個關鍵字
穩糖、健康、輕食、美味

「極簡生活」是最近比較流行的一種較高級的生活方式，是人類在現代工業社會由於過度忙碌而產生的一種新的生活方式。很多糖尿病患者也特別渴望這種極簡生活，希望飲食上不要太繁瑣。簡簡單單一頓飯，想要穩血糖，想要多營養，又想要省時間省力氣，到底應該怎麼辦？快來嘗試把握以下4個關鍵字，給自己的身體和心靈減減負擔吧！

穩糖是目標

對糖尿病患者來說，調控、平穩血糖是基本的目標。日常生活中，飲食、用藥、運動等都應當以此為目標，一步步向理想的血糖值邁進。

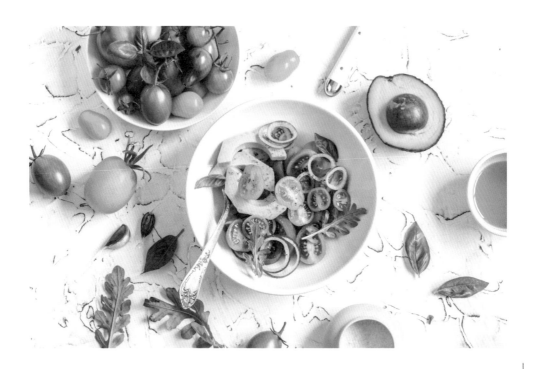

健康是原則

有的糖尿病患者怕血糖升高，過於嚴格地控制飲食，導致營養不良甚至厭食，有的患者僅控制主食而對於肉食、零食則完全不加以控制，這些舉動都會讓血糖居高不下或者大起大落。糖尿病患者最需要的是把握好膳食平衡：多吃蔬菜，水果適量；主食做到粗細搭配；魚、禽肉常吃，蛋類和畜肉適量，並限制加工肉類；奶類、豆類天天有。

輕食是態度

低鹽、低油、低糖、低脂，分量不大，簡單而又合口味的輕食，是非常符合忙碌的都市糖尿病患者的飲食方式。輕食更多的代表的是一種態度，營養又健康才是糖尿病患者的心頭好。

美味是訴求

世間萬物，唯有美食和愛不可辜負。這對於糖尿病患者來說好像有點為難，很多人認為，米飯不能吃飽，水果不能多吃，甜品基本不碰。其實，糖尿病患者並沒有絕對忌口的食物，關鍵在於何時吃、怎麼吃、吃多少。在血糖控制取得階段性勝利的時候，也可以適當獎勵自己一頓想吃的，如兩三塊紅燒肉、一小杯飲料等。

祝每位糖尿病患者都能健康飲食並享受美食的快樂！

5大技巧，
輕鬆掌控糖尿病飲食

市面上的食材百百種，但你卻不知道要怎麼吃？

調配糖尿病飲食，

就從學會GI值的計算和認識營養素開始吧！

每天吃出一道彩虹

彩虹食物的祕密

美國癌症協會推薦彩虹飲食法，將蔬果分類成綠、紅、橙黃、紫黑、白5種顏色，他們認為每種顏色都有不同的營養素和對應的保健功效，在預防慢性病、減少腫瘤風險等方面有不錯的效果。而彩虹飲食法同時也非常適合糖尿病患者。

《中國居民膳食指南（2016）》建議健康的成年人每天應吃蔬菜300～500公克，水果200～350公克。根據彩虹飲食法，在做到膳食均衡的前提下，要保證蔬果的總量，且盡可能吃夠5種顏色，做到：

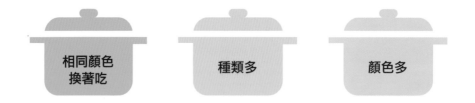

相同顏色換著吃　　　種類多　　　顏色多

每天、每週吃夠多少種食物

建議每天攝入不重複的食物種類達到12種以上，每週達到25種以上，烹調用油和調味料不計算在內。按照一日三餐食物品種數的分配，早餐至少攝入2～3種，午餐攝入4～5種，晚餐4～5種，加上零食1～2種。

每週25種	穀類、薯類、雜豆	蔬菜、菌藻、水果	禽肉、畜肉、魚、蛋	奶、大豆、堅果
	每天3種以上 每週5種	每天4種以上 每週10種	每天3種 每週5種	每天3種 每週5種

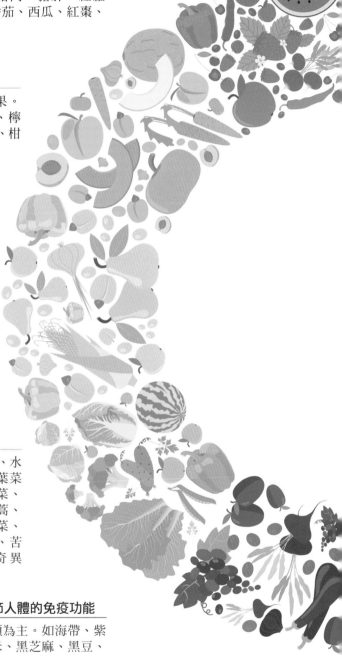

幫助造血、促進食慾

紅色
食物

指各種畜肉類及偏紅色、橙紅色的蔬果等。如牛肉、羊肉、豬肉、豬肝、紅蘿蔔、紅甜椒、山楂、番茄、西瓜、紅棗、草莓、櫻桃、紅豆……

抗氧化

橙黃色
食物

多為五穀類和黃色蔬果。如玉米、小米、南瓜、檸檬、鳳梨、木瓜、柳丁、柑橘、枇杷……

補充水分、修復組織細胞

白色
食物

指的是蔬果中的瓜類、筍類，以及魚類、蛋奶類、米麵等。如冬瓜、白蘿蔔、竹筍、茭白筍、魚肉、雞蛋、牛奶、白米、薏仁、麵粉……

幫助消化、預防便祕、提高抗病能力

綠色
食物

指各種綠色的新鮮蔬菜、水果，其中以深綠色的葉菜類最具代表性。如菠菜、空心菜、芥藍菜、茼蒿、韭菜、小白菜、青花菜、青椒、絲瓜、小黃瓜、苦瓜、豌豆、蘆筍、奇異果……

平衡體內電解質、調節人體的免疫功能

紫黑色
食物

以黑色菌藻類、種子類為主。如海帶、紫菜、香菇、木耳、黑米、黑芝麻、黑豆、黑棗、海苔、烏梅……

技巧 2 手掌法則，輕鬆掌握1天吃飯的量

糖尿病患者飲食管理中很重要的一項內容為：計算每日攝入的總熱量，並算出各類營養素的需求量，再由此決定每日主、副食的選擇。

如何才能得到較為精確的數字呢？我們通常會採用食物交換份法。但對於糖尿病患者來說，食物交換份法掌握起來有點麻煩。那麼，有沒有一種更方便直觀的方法，能夠幫助大家確定幾類基本營養素的每日攝入量呢？下面就為大家介紹「手掌法則」。只要利用自己的手，就可以大致確定每日所需食物的量了。這種方法雖然不能達到百分百的精確，但非常方便且實用。

拳頭量

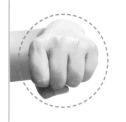

水果、米麵等（碳水化合物）

選用相當於自己2個拳頭大小的澱粉類食物，如饅頭、花卷、米飯等，就可以滿足人體1天碳水化合物的需求量了。水果1天的需求量則相當於1個拳頭大小。

掌心量

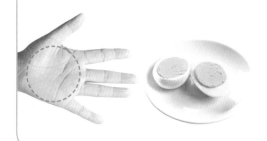

蛋白質

50公克的蛋白質相當於掌心大小、約為小指厚的1塊。每天攝入40～75公克的蛋白質，即可滿足人體1天對蛋白質的需求。

拇指尖量

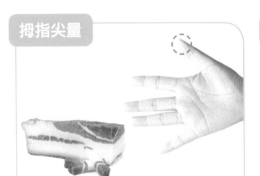

脂肪量

最好限制脂肪的攝入，每天僅取拇指尖端（末節）大小的量就足夠了。

兩手捧量

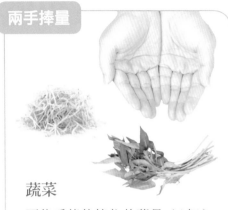

蔬菜

兩隻手能夠捧住的菜量（1把）相當於500公克的量，每天進食500公克蔬菜可滿足人體所需。當然，這些蔬菜都應該是低碳水化合物蔬菜，如豆芽菜、小黃瓜、綠葉蔬菜等。

兩指並攏量

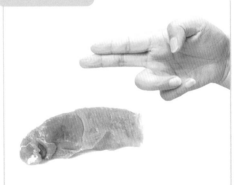

肉量

切1塊與食指厚度相同、與兩指（食指和中指併攏）的長度和寬度相同的瘦肉，相當於50公克的量，即可滿足人體1天的需求。

Tips 限制飲酒

糖尿病患者最好不要飲酒，如果實在要喝，成年男性≤2個酒精單位，女性≤1個酒精單位。1個酒精單位=15毫升純酒精（100%酒精含量）＝375毫升啤酒（4%酒精含量）=150毫升紅酒（10%酒精含量）=30毫升白酒（50%酒精含量）=37.5毫升白酒（40%酒精含量），相當於每天攝入0.75兩白酒。

技巧 3 低GI和低GL有助於平穩血糖

碳水化合物對血糖的影響最大，但不是所有富含碳水化合物的食物對血糖影響都一樣。如果糖尿病患者想知道哪些食物會導致血糖飆升，哪些不會，可以去查升糖指數（GI），數值低的通常不會導致血糖激增。所以，我們要盡量挑選低GI的食物。

選擇低GI和低GL的食物

❋ 選擇低升糖指數（GI）的食物

升糖指數的高低與各種食物在人體中的消化、吸收和代謝有關，低GI食物在胃腸停留時間長，葡萄糖進入血液後峰值低，下降速度慢。糖尿病患者應該盡量選擇升糖指數低的食物，如蕎麥、綠葉蔬菜等。

❋ 選擇低升糖負荷（GL）的食物

升糖負荷（GL）是以受試者用等量碳水化合物的條件下測定的，指食物所含碳水化合物的量（一般以公克為計量單位）與其升糖指數的乘積，糖尿病患者宜選低升糖負荷飲食。GL換算公式如下：

$$GL = GI \times 食物碳水化合物含量（公克）／100$$

GL≥20為高GL飲食，表示對血糖影響很大；10≤GL＜20為中GL飲食，表示對血糖影響不大；GL＜10為低GL飲食，表示對血糖影響很小。

❋ 吃前算算更放心

食物是否會影響血糖，可依據GL＜10的低負荷標準計算進食食物的安全量。假如1名糖尿病患者今日想吃200公克的西瓜，那麼，他可以依據3個參數（GL、食物碳水化合物含量、GI）計算出西瓜對血糖是否會產生影響（每

100公克西瓜含碳水化合物5.5公克、西瓜GI=72）。已知100公克西瓜的GL值為=72×5.5÷100=3.96，那200公克西瓜GL值計算一下，便知道是否可以放心吃，即GL=72×2×5.5／100≈8＜10，數值表明了200公克的西瓜對人的血糖並沒有造成明顯影響，因此可以放心地食用。

常見食物的GI和GL值

食物	GI	GL	分量／公克
燕麥麩	55	13	30
玉米片	79	9	50
麵條（白，細，煮）	41	27	100
牛奶	28	3	250
豆奶	19	1	250

降低升糖指數的訣竅

1 提倡用粗製粉或帶碎穀粒製成的麵包代替白麵包。

2 一般薯類、蔬菜等不要切得太小或剁成泥狀。

3 多選用含膳食纖維豐富的蔬菜，如芹菜、竹筍等，木耳、菇類也是好選擇。

4 增加主食中的蛋白質含量。

5 烹調要用大火快炒，盡量少加水，不要長時間煮，以降低糊化程度。

「高低搭配」降GI值

糖尿病患者要多吃低GI的食物，但不意味著高GI的食物絕對不能吃，做飯時如能注意「高低搭配」的原則，同樣能做出健康美味的膳食。所謂高低搭配，即是將高GI的食物與低GI的食物搭配，製成GI適中的膳食，不僅有利於減輕胰島細胞負荷，更能有效控制和穩定血糖。

做米飯放上幾把豆類

比如白米的GI值偏高，但乾豆類GI值低，可將兩者混合製成綠豆飯、紅豆飯或黃豆飯。白麵GI值高，可與GI值低的玉米粉、黃豆粉混合製成發糕或窩窩頭，均可達到降低GI值的目的。

吃饅頭搭配涼拌菜

饅頭GI較高，然而饅頭和蔬菜搭配食用，要比單吃饅頭時的GI低得多。如早餐，幾片饅頭搭配一盤涼拌小黃瓜就是一種不錯的選擇。

補對營養素，血糖穩穩的

糖尿病，特別是難以控制的糖尿病，與營養素的缺乏有很大關聯。合理補充營養素，有利於糖尿病患者控制血糖值。另外，高血糖會引起多尿，進而造成部分維生素及礦物質的流失，因此糖尿病患者應該比正常人更加積極地補充這些營養素。

膳食纖維

控糖原理：減少小腸對醣類和脂肪的吸收，促進胃的排空，並控制餐後血糖上升的速度。

食物來源：一般在蔬菜、水果、全穀物類、海藻類、豆類等食物中含量豐富。

推薦攝入量：每天宜攝入25～35公克。

ω-3 脂肪酸

控糖原理：使細胞膜的活性增強，加大血糖的消耗並將血糖轉化為糖原，對降低糖尿病的發生有一定作用。

食物來源：富含ω-3脂肪酸的食物主要是一些海魚類，比如旗魚、鯖魚、鯡魚、鮭魚等。

推薦攝入量：每天攝入量占供能比的0.5%～2.0%。

維生素B₁

控糖原理：有維持正常糖代謝和神經傳導的功能，有助於維持微血管健康。

食物來源：穀類、豆類、乾果、酵母等含量豐富，在動物內臟、蛋類中含量也較高。

推薦攝入量：男性每天宜攝入1.4毫克，女性每天宜攝入1.2毫克。

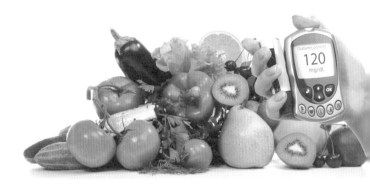

鋅

控糖原理：提高胰島素原的轉化率，有助於增強肌肉和脂肪細胞對葡萄糖的利用。

食物來源：牡蠣、牛肉、蛋黃、魚、海帶、豆類、動物內臟、南瓜籽、鮮蝦等。

推薦攝入量：男性每天宜攝入12.5毫克，女性每天宜攝入7.5毫克。

鈣

控糖原理：刺激胰島β細胞，促進胰島素正常分泌，還能避免併發骨質疏鬆。

食物來源：奶及乳製品含鈣量豐富，吸收率也高。魚蝦、豆類、綠色蔬菜類也是鈣的良好來源。

推薦攝入量：每天宜攝入800毫克。

鎂

控糖原理：鎂對促進胰島素的分泌有重要作用。

食物來源：堅果類、乳製品、海鮮、黑豆、香蕉、綠葉蔬菜、小麥胚芽等含鎂量都很豐富。

推薦攝入量：每天宜攝入330毫克。

硒

控糖原理：硒有助於合成胰島素，幫助促進葡萄糖運轉，促進糖分解代謝。

食物來源：蛤蜊、海參、鱔魚、腰果、雞腿、牛瘦肉等含量豐富。

推薦攝入量：每天宜攝入60微克。

靈活加餐，消除饑餓感

醫生不說你也要懂

加餐是指三餐之外有目的地額外進食，對於糖尿病患者來說，學會加餐很重要。從食物數量上來說，加餐應少於正餐的1/2或更少。例如，加餐食物為主食（麵條、饅頭等）時，一般用量為25～50公克，否則就會本末倒置。

富含碳水化合物的穀類食物及其製品	米飯、麵條、饅頭、全麥麵包、餅乾等
高蛋白食物	牛奶、雞蛋或豆腐干、魚蝦類是比較常見的加餐食物
水果或堅果	低糖水果及核桃、花生、腰果、榛子、杏仁等也是不錯的選擇

最好能夠相對固定

糖尿病患者加餐的時間最好能夠相對固定，一般會選擇在低血糖發生之前加餐，這對預防低血糖和控制病情是非常有幫助的。對於經常發生低血糖和注射胰島素的患者而言，適當而科學的加餐能使病情穩定，並減少藥物的用量。而加餐的最佳時段為上午9～10點、下午3～4點和晚上9～10點。

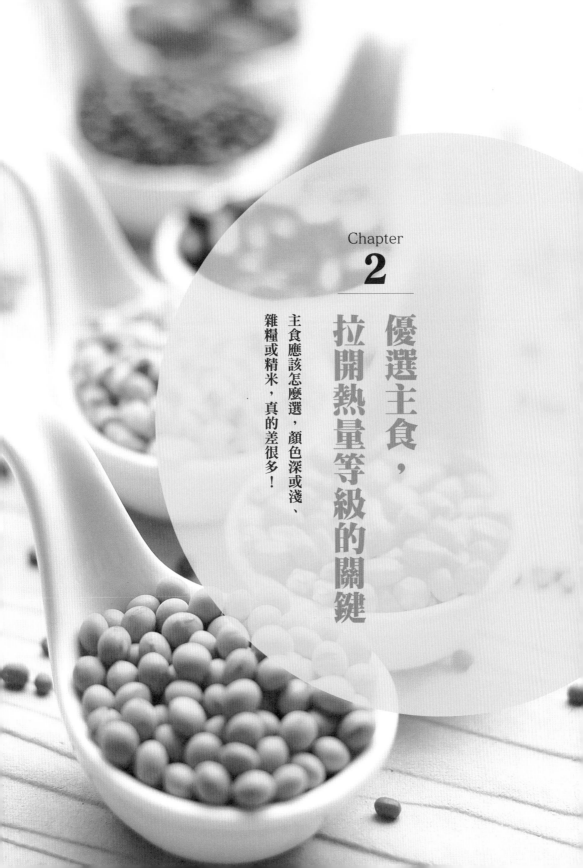

Chapter

2

優選主食，拉開熱量等級的關鍵

主食應該怎麼選，顏色深或淺、雜糧或精米，真的差很多！

吃好主食，控好一半血糖

一圖看懂 250～400公克主食有多少

《中國居民膳食指南（2016）》推薦成年人每天攝入穀薯類食物250～400公克，其中全穀物和雜豆類50～150公克，薯類50～100公克。那麼，250～400公克主食份量有多少？一起來看看吧！

75公克饅頭（50公克麵粉）

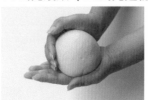

一個手掌可以托住，五指可以抓起的饅頭≒150公克

100公克馬鈴薯

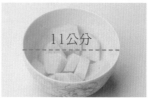

生馬鈴薯去皮切塊後，標準碗大半碗≒100公克

125公克米飯（50公克白米）

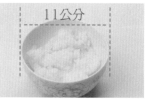

11公分碗口半碗米飯≒125公克

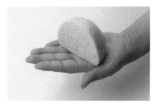

1/2個饅頭≒75公克

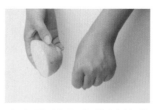

成人拳頭大小的馬鈴薯≒100公克

一日主食舉例

雜糧饅頭： 麵粉50公克、燕麥25公克

紅豆飯： 白米75公克、紅豆25公克

玉米發糕： 玉米粉20公克、麵粉20公克

蒸紫薯： 紫薯100公克

主食宜粗一點、雜一點、顏色深一點

對糖尿病患者來說，碳水化合物的種類和數量對餐後血糖的控制很關鍵，吃對主食其實就相當於控好一半血糖。

✱ 按升血糖程度選主食

研究發現：吃等量的白米飯和饅頭，饅頭比白米飯更容易升高血糖；吃等量的乾飯及稀飯，稀飯比乾飯更容易升高血糖。糖尿病患者可以參照以下順序安排自己的主食。

✱ 主食粗一點

稻穀、小麥等本身含有豐富的維生素B和礦物質，但在加工過程中，由於穀胚和麩皮被碾磨掉，這些營養素同時也被破壞。加工得愈精細，營養素損失愈多，對控制血糖就愈不利。

所以，主食要盡量吃得粗一點，可多吃粗糧、雜糧，如燕麥片、玉米、小米、糙米、蕎麥等。

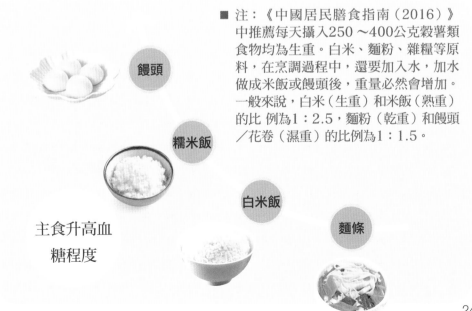

■ 注：《中國居民膳食指南（2016）》
中推薦每天攝入250～400公克穀薯類
食物均為生重。白米、麵粉、雜糧等原
料，在烹調過程中，還要加入水，加水
做成米飯或饅頭後，重量必然會增加。
一般來說，白米（生重）和米飯（熟重）
的比例為1：2.5，麵粉（乾重）和饅頭
／花卷（濕重）的比例為1：1.5。

饅頭

糯米飯

白米飯

麵條

主食升高血
糖程度

✳ 主食雜一點

糖尿病患者比常人更需要維生素，若維生素不足，會加重周圍神經功能障礙。同時，肝臟也需要大量的維生素B參與代謝。而雜糧中的維生素和礦物質往往含量較高，如小米、燕麥、高粱等。因此在烹調時，我們可在白米中加入小米、玉米等雜糧，這樣既可延緩血糖升高，還增加了維生素的攝取。

✳ 米飯做得乾，血糖上升慢

研究證明，米粒的完整性愈好，消化和血糖上升的速度就愈慢。一般白米飯煮熟後還能保持完整的顆粒，這就是剛剛熟透又不黏糊的「整粒白米」，這樣的白米飯比「軟糯米飯」更能延長胃腸道消化吸收的時間，一定程度上能減小血糖的波動。

Tips

米飯加豆減熱量

把白米和紅豆、黃豆等各色豆子按1：1的比例混合製成豆飯，不僅發揮了蛋白質的互補作用，也明顯提高了飽足感。同樣1碗飯的分量，由於加入了不同的食材，白米的分量也就減少了，從而降低了熱量的吸收。

✳ 糖尿病患者健康喝粥

糖尿病患者如果血糖控制不良，還是少喝粥。即使血糖比較穩定，也別喝糊化程度較高的白米粥。
糖尿病患者血糖控制穩定時，最好選粗糧食材，如高粱、玉米糝、燕麥、綠豆、紅豆、扁豆、菜豆等來煮粥，不僅可增加膳食纖維，而且可以平穩血糖。煮粥的原料中豆類占一半以上，這樣更有助於控制血糖。另外，熬粥的時間不要太長，應盡量保持豆子和米粒的完整性。

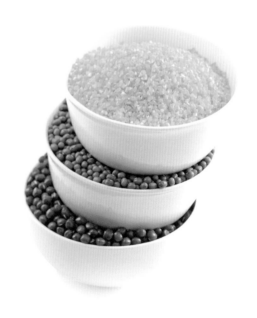

增加薯類攝入的方法

薯類包括馬鈴薯、紅薯、山藥、芋頭等，雖然薯類的澱粉含量比普通蔬菜高，卻是低脂肪、高膳食纖維食物，飽腹感特別強，也就是說同樣是吃到飽，吃馬鈴薯等薯類所獲取的澱粉，要比吃白米時得到的澱粉少，對血糖的影響自然就小了，因此，在總熱量不變的前提下，主食適當用馬鈴薯等薯類代替精白米麵，更有利於控血糖。

增加薯類的攝入，可以從以下3個方面入手。

Tips

馬鈴薯宜放至微涼再吃

馬鈴薯飽腹感強，並且富含抗性澱粉，可延緩餐後血糖升高、控制體重。抗性澱粉在生馬鈴薯中含量很高，煮熟後就會大幅地降低，而在熟馬鈴薯稍微放涼後，其含量又有所提升，因此等到馬鈴薯放涼後再食用的效果最好。

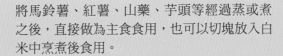

薯類主食化 ➤ 將馬鈴薯、紅薯、山藥、芋頭等經過蒸或煮之後，直接做為主食食用，也可以切塊放入白米中烹煮後食用。

薯類做菜肴 ➤ 馬鈴薯是日常飲食中常見的食材，有多種烹製方法，如炒馬鈴薯絲、馬鈴薯紅蘿蔔燉牛肉、南瓜燉馬鈴薯等，既營養又美味。其他薯類也可以與蔬菜和肉類搭配烹調，如山藥燉排骨、芋頭燉鴨等。

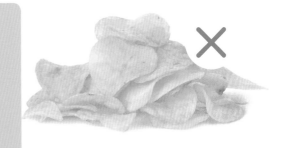

薯類製作健康零食 ➤ 如將紅薯切片、曬乾，製成紅薯乾。需要注意的是，糖尿病患者不能吃太多炸薯條或炸薯片等。

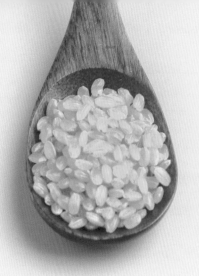

糙米
幫助控制血糖驟然升降

熱量：368大卡／100公克	
GI值：87（煮）	
推薦用量：50公克／天	
有效控糖吃法：蒸煮	
控糖關鍵營養素：膳食纖維、維生素B	

- 熱量　　　215大卡
- 醣類　　　34.9公克
- 蛋白質　　5.6公克
- 脂肪　　　5.6公克

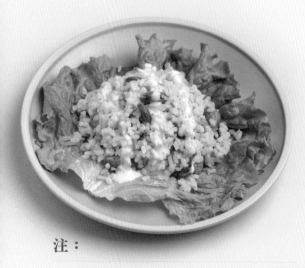

糙米巴旦木沙拉

材料 糙米、櫛瓜、優格各100公克，巴旦木25公克，葡萄乾10公克，生菜40公克。

調味料 檸檬汁10公克。

作法

1. 糙米洗淨，浸泡4小時，放入電鍋中，加適量熱水做成糙米飯，盛出放涼。

2. 櫛瓜洗淨，切絲，燙過；生菜洗淨，瀝乾；優格中加檸檬汁調製成沙拉醬。

3. 生菜葉放盤中，擺上其他材料，淋上沙拉醬即可。

熱水煮糙米飯營養損失少

糙米質地較硬，口感粗糙，在煮糙米時，可以用熱水煮飯，縮短煮飯時間，以減少糙米中維生素的流失，提高控糖效果。

注：

- 本書中所有食譜都是3人份的。為方便照顧家裏的糖尿病患者，每個食譜的熱量及營養素皆按照1人份來計算。

- 本書所有食譜的熱量值不包含調味料和植物油的熱量，每5公克植物油熱量為45大卡。

  《中國居民膳食指南（2016）》主張，每人每天油的攝入量需控制在25～30公克。日常生活中，大家可以買控油壺自行掌握油的用量。

- 醣類即碳水化合物。

薏仁紅豆糙米飯 主食

材料 白米100公克，糙米、薏仁各50公克，紅豆25公克。

作法

1. 白米、薏仁、糙米、紅豆分別淘洗乾淨。

2. 把白米、薏仁、紅豆和糙米一起倒入高壓鍋中，倒入超過米面約2個指腹的清水，蓋上鍋蓋，以中火煮熟即可。

糙米飯怎麼煮控血糖

1. 糙米可用高壓鍋蒸煮，減少烹飪時間，以免加重糊化程度。

2. 有的人在做糙米飯的時候不知道糙米和白米的量如何配比，其實只需依照個人口感調節比例即可。

3. 糙米、紅豆、薏仁經過簡單的沖洗後即可蒸煮處理，最好不要長時間浸泡。浸泡時間越長，煮的時候就愈容易糊化，進食後餐後血糖就會愈高。

- 熱量　　264大卡
- 醣類　　55.9公克
- 蛋白質　7.5公克
- 脂肪　　1.3公克

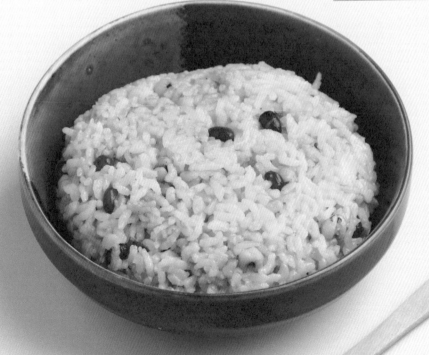

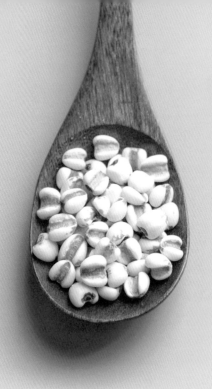

薏仁
保護胰島細胞

熱量：361大卡／100公克	
推薦用量：50公克／天	
有效控糖吃法：煮飯、煲湯	
控糖關鍵營養素：薏苡仁酯、膳食纖維	

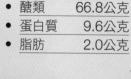

- 熱量　　　391大卡
- 醣類　　　66.8公克
- 蛋白質　　9.6公克
- 脂肪　　　2.0公克

南瓜薏仁飯

材料 南瓜300公克，薏仁150公克，白米100公克。

作法

1. 南瓜洗淨切開，去皮和籽，切丁；薏仁洗淨，浸泡4小時；白米洗淨。

2. 將白米、薏仁、南瓜丁和適量開水放入電鍋中，按下「煮飯」鍵，蒸至電鍋提示蒸好即可。

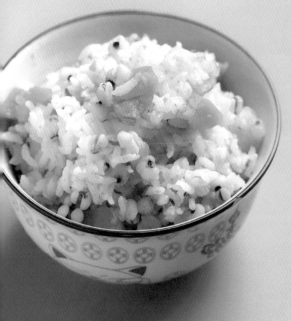

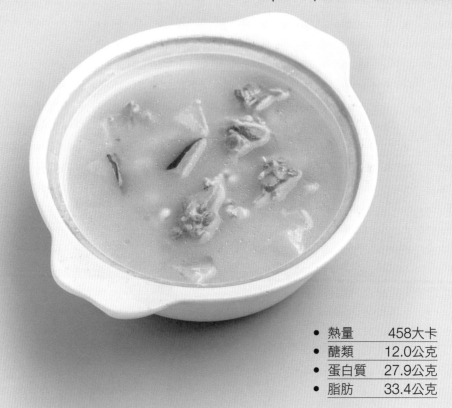

- 熱量 　　458大卡
- 醣類 　　12.0公克
- 蛋白質　27.9公克
- 脂肪　　33.4公克

老鴨薏仁煲冬瓜

材料 冬瓜250公克，老鴨500公克，薏仁40公克。

調味料 陳皮、薑片各3公克，鹽2公克。

作法

1. 薏仁洗淨，放清水中浸泡4小時；冬瓜洗淨，去瓤，帶皮切成塊；老鴨洗淨，切塊，冷水入鍋，煮滾去汗，涼水洗淨。

2. 將老鴨、薏仁、陳皮、薑片放入鍋中，加入適量水，大火煮滾後，轉小火燉1小時，放入冬瓜塊，燉20分鐘，再放入鹽即可。

淘洗薏仁有講究

薏仁可以與肉類等食材一起熬湯，但注意淘洗薏仁要冷水輕輕淘洗，不可用力揉搓，這樣可以減少水溶性維生素的流失。

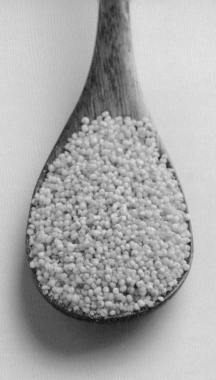

小米
利尿消腫

熱量：361大卡／100 公克	
GI值：71（煮）	
推薦用量：50公克／天	
有效控糖吃法：蒸煮、打豆漿	
控糖關鍵營養素：維生素B₁	

- 熱量　　　191大卡
- 醣類　　　32.0公克
- 蛋白質　　7.9公克
- 脂肪　　　3.8公克

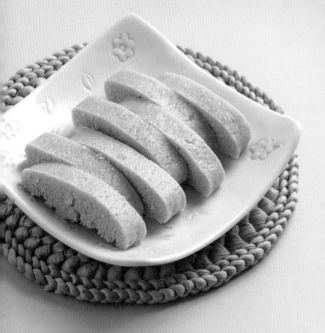

小米粉發糕

材料 小米粉100公克，黃豆粉50公克，酵母適量。

作法

1. 將小米粉、黃豆粉和適量酵母用溫水和成較軟的麵團，醒發20分鐘。

2. 將麵團整形放在蒸盤上，用大火將水煮滾，轉小火蒸半小時至熟，取出放涼後，切塊即可。

小米可清熱、促眠

小米中含有豐富的維生素B，鐵的含量也較高，平時可與白米等一起蒸煮食用。小米清熱健脾、滋陰養血、利尿，對經常失眠的人也有不錯的促眠作用。

二米飯 主食

- 熱量　　　187大卡
- 醣類　　　41.0公克
- 蛋白質　　4.3公克
- 脂肪　　　0.9公克

材料 白米100公克，小米60公克。

作法

1. 白米、小米混合後淘洗乾淨，用水浸泡20分鐘。
2. 在電鍋中加入適量清水，放入白米和小米，按下「蒸飯」鍵，跳鍵後即可。

白米+小米，有助於控血糖

做米飯時加一把小米，可降低GI值，其中的維生素B$_1$可以參與糖類與脂肪的代謝，幫助葡萄糖轉化為熱量，有助於控血糖。

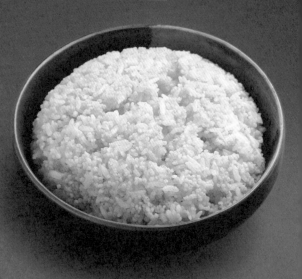

燕麥小米豆漿 飲品

- 熱量　　　101大卡
- 醣類　　　20.9公克
- 蛋白質　　3.9公克
- 脂肪　　　1.7公克

材料 黃豆40公克，燕麥20公克，小米30公克。

作法

1. 黃豆、燕麥洗淨，浸泡4小時；小米洗淨，浸泡2小時。
2. 將浸泡好的黃豆、燕麥、小米放入豆漿機中，加水至上下水位線之間，煮至豆漿機提示豆漿做好即可。

搭配豆類、肉類，營養更均衡

小米雖富含維生素B$_1$、鋅、鎂、硒等， 但其賴氨酸含量較少，因此不宜長期以小米為主食，應注意搭配豆類或肉類，以均衡營養。

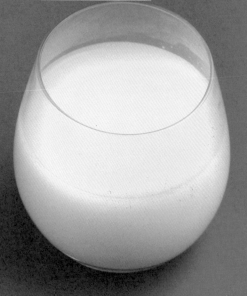

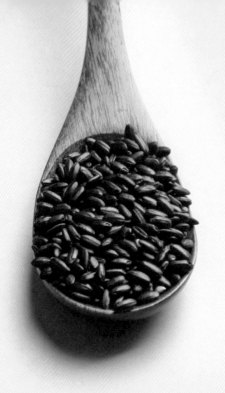

黑米
提高胰島素的利用率

熱量：341大卡／100公克	
GI值：55（黑米飯）	
推薦用量：50公克／天	
有效控糖吃法：煮飯、打豆漿	
控糖關鍵營養素：膳食纖維、花青素	

黑米饅頭

- **熱量** 　　230大卡
- **醣類** 　　54.9公克
- **蛋白質** 　8.0公克
- **脂肪** 　　1.4公克

材料 麵粉150公克，黑米粉75公克，酵母適量。

作法

1. 酵母用35℃的溫水化開並調勻；麵粉和黑米粉倒入盆中，慢慢地加酵母水和適量清水攪拌均勻，揉成光滑的麵團。

2. 將麵團平均分成若干小麵團，揉成團後，製成饅頭，醒發30分鐘，送入煮滾的蒸鍋蒸15～20分鐘即可。

黑米粉+麵粉，控糖又美味

如果只是用黑米粉做饅頭，雖具有控糖效果，但口感不是很好，所以在做黑米麵饅頭時可以加一些麵粉，這樣既能延緩血糖上升速度，又能保持口感美味。

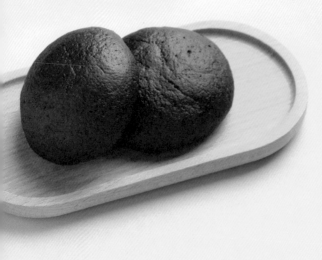

黑米二米飯

- 熱量　　　173大卡
- 醣類　　　36.0公克
- 蛋白質　　5.9公克
- 脂肪　　　0.7公克

材料 白米100公克，黑米50公克。

作法

1. 黑米洗淨，浸泡4小時；白米洗淨，浸泡半小時。

2. 將黑米和白米一起放入電鍋中，加入適量清水，按下「蒸飯」鍵，跳鍵即可。

南瓜和燕麥煮粥，可降膽固醇

南瓜富含果膠，能幫助人體排出毒素；燕麥片中富含膳食纖維，能促進人體內的膽固醇排出體外。

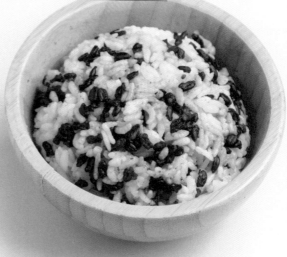

- 熱量　　　81大卡
- 醣類　　　15.1公克
- 蛋白質　　2.6公克
- 脂肪　　　1.3公克

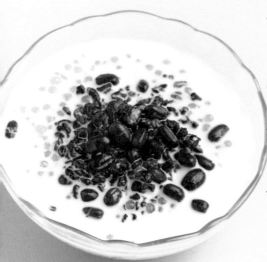

黑米紅豆西米露

材料 黑米20公克，紅豆15公克，西米20公克，牛奶60公克。

作法

1. 紅豆洗淨，浸泡4小時；黑米洗淨，浸泡2小時。

2. 黑米和紅豆放入鍋中，大火煮滾後，轉中火煮熟。

3. 西米放入鍋中，大火煮8分鐘左右，蓋上蓋子後再燜一會，盛出，放涼。

4. 將煮熟的黑米、紅豆、西米放入碗中，再加入牛奶，攪拌均勻即可。

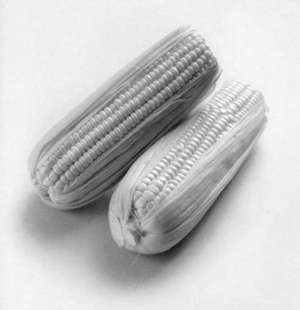

玉米
胰島素的加強劑

熱量：112大卡／100公克鮮玉米	
GI值：55（甜，煮）	
推薦用量：50～100 公克／天	
有效控糖吃法：蒸煮	
控糖關鍵營養素：膳食纖維、鎂、穀胱甘肽	

玉米沙拉 涼菜

- 熱量　　　109大卡
- 醣類　　　20.4公克
- 蛋白質　　4.1公克
- 脂肪　　　2.0公克

材料 玉米1根（160公克）， 小黃瓜150公克，小番茄120公克，紅蘿蔔50公克，檸檬半個（50公克），優格 100 公克。

作法

1. 將整根玉米放入鍋內煮熟，撈出，放涼，玉米粒剝除；紅蘿蔔、小黃瓜洗淨後切丁；檸檬、小番茄切片備用。

2. 將紅蘿蔔丁、小黃瓜丁、小番茄片、檸檬片、玉米粒裝入沙拉碗中，加入優格拌勻即可食用。

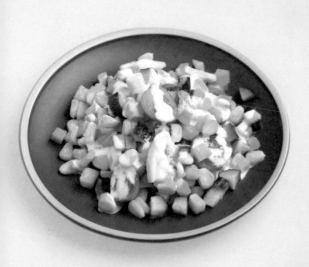

老玉米糖含量低，更控糖

糖尿病患者應選擇老一點的玉米，並盡量少吃甜玉米和糯玉米。老玉米膳食纖維含量高，更有助於糖尿病患者控制血糖。

蒸玉米 主食

• 熱量	112大卡	
• 醣類	22.8公克	
• 蛋白質	4.0公克	
• 脂肪	1.2公克	

材料 鮮玉米2根（約300公克）。

作法

1. 鮮玉米去皮去鬚後洗淨。
2. 將蒸鍋置於爐火上，倒入適量清水，放上蒸盤，接著放入玉米，待鍋中的水滾後再蒸20分鐘即可。

玉米蒸著吃最好

與其他烹飪方法相比，蒸玉米的油脂含量最少，營養流失也最少，十分具有降脂效果。

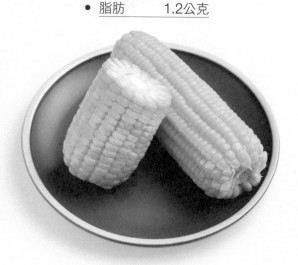

• 熱量	112大卡	
• 醣類	22.8公克	
• 蛋白質	4.0公克	
• 脂肪	1.2公克	

玉米汁 飲品

材料 玉米300公克。

作法

1. 新鮮玉米洗淨後煮10分鐘，玉米粒剝除。
2. 將玉米粒放入豆漿機中，加適量清水，打成汁即可。

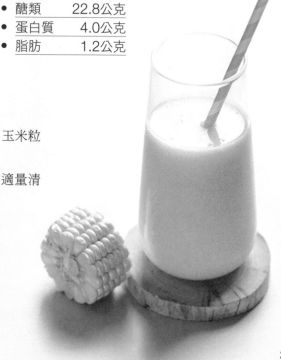

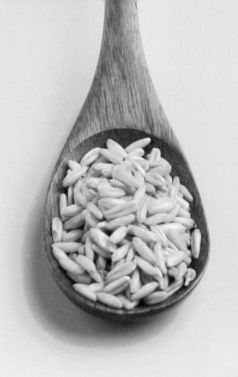

燕麥
餐後血糖上升過快的剋星

熱量：367大卡／100公克
GI值：55（麩）
推薦用量：30 公克／天
有效控糖吃法：煮飯
控糖關鍵營養素：膳食纖維、亞油酸

奶香燕麥饅頭

- 熱量　　　307大卡
- 醣類　　　62.4公克
- 蛋白質　　11.4公克
- 脂肪　　　3.1公克

材料 麵粉200公克，燕麥片50公克，純牛奶100公克，酵母粉2公克。

作法

1. 純牛奶入鍋溫熱，放入酵母粉，攪勻。
2. 麵粉、燕麥片、純牛奶混合，攪拌均勻，揉成光滑麵團，待發酵至2倍大。
3. 將發酵好的麵團的表面揉至光滑後，搓揉成長條，再用刀平均分切，放在蒸鍋中靜置20分鐘，等麵團重新發起來，開火。
4. 水滾後轉小火蒸20分鐘即可。

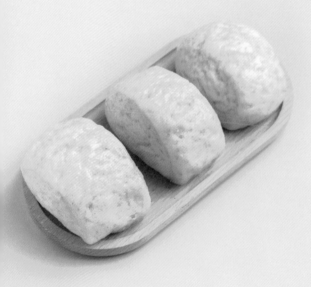

燕麥怎麼吃可以控糖

燕麥可以調節餐後血糖的上升速度，將燕麥加入麵粉中，可以延緩小腸對澱粉和脂肪的吸收，從而使餐後血糖保持穩定。糖友們可以在早晨吃燕麥，不僅能穩定地提供熱量，更能使一整天精力充沛。

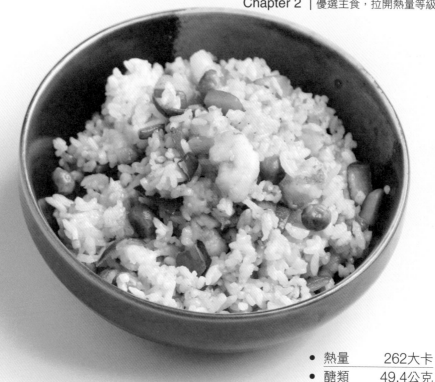

- 熱量 　　262大卡
- 醣類 　49.4公克
- 蛋白質 　15.2公克
- 脂肪 　　1.1公克

什錦燕麥飯 主食

材料 白米100公克，燕麥50公克，蝦仁60公克，櫛瓜30公克，洋蔥、
豌豆各20公克。

調味料 生抽5公克，白胡椒粉少許。

作法

1. 白米洗淨；燕麥洗淨，浸泡4小時；將白米、燕麥和適量清水放入電
鍋煮熟，盛出。

2. 豌豆洗淨，入滾水煮3分鐘；蝦仁洗淨，挑去腸泥，切段，加白胡椒
粉、少許油略為醃漬；再將櫛瓜、洋蔥洗淨，切成丁。

3. 鍋內倒油燒至7成熟，放入蝦仁、洋蔥丁、櫛瓜丁翻炒，炒至洋蔥丁
微至透明，放入豌豆和燕麥飯，並滴入生抽，翻炒片刻即可。

增強飽腹感

什錦燕麥飯口感滑彈，且可增強飽腹感，加入洋蔥、櫛瓜、豌豆，更有
利於調節糖代謝，適合糖尿病患者食用。

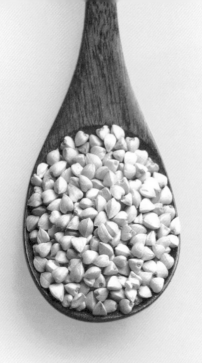

蕎麥
增強胰島素活性

熱量：337大卡／100公克	
GI值：54（黃）	
推薦用量：40公克／天	
有效控糖吃法：煮飯	
控糖關鍵營養素：膳食纖維、維生素E	

- 熱量 　　294大卡
- 醣類 　　57.8公克
- 蛋白質 　12.1公克
- 脂肪 　　9.8公克

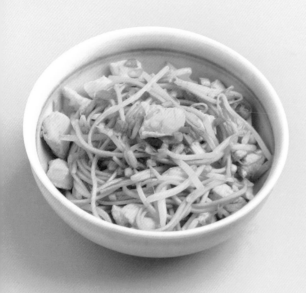

蕎麥擔擔麵

材料 蕎麥粉80公克，麵粉150公克，雞胸肉、菜心、豆芽菜各50公克。

調味料 生抽、花椒粉、香油、蒜末、鹽、蔥花各適量。

作法

1. 將蕎麥粉和麵粉混合，加入適量清水，揉成麵團後，再用麵條機壓成麵條。

2. 雞胸肉洗淨，煮熟，切丁；菜心、豆芽菜洗淨，放入滾水燙一下，撈出。

3. 碗中放入生抽、花椒粉、香油、蒜末、蔥花、鹽，調成醬汁。

4. 將蕎麥麵條放入滾水中煮熟，撈出，放碗中，加入菜心、雞丁、豆芽菜，再倒入醬汁即可。

蕎麥飯糰 主食

材料 蕎麥40公克，糯米20公克，白米80公克，雞腿肉、洋蔥、鮮香菇各30公克。

調味料 生抽、香油各適量。

作法

1. 蕎麥、糯米洗淨，浸泡4小時；白米洗淨，浸泡30分鐘；香菇洗淨，入水燙過，切丁；洋蔥、雞腿肉洗淨，切丁。

2. 將白米、蕎麥、糯米放入蒸鍋內，再放香菇丁、雞肉丁、洋蔥丁，加入適量水，加入生抽、香油攪勻，蒸熟。

3. 將蒸好的飯攪拌均勻，放涼至溫熱，分成大小相同的幾份後，揉成飯糰即可。

- 熱量　　　182大卡
- 醣類　　　36.0公克
- 蛋白質　　5.8公克
- 脂肪　　　2.0公克

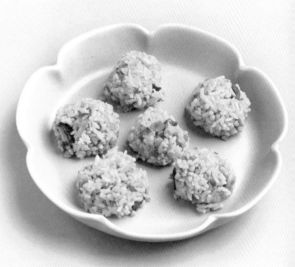

- 熱量　　　610大卡
- 醣類　　　178.4公克
- 蛋白質　　24.4公克
- 脂肪　　　4.1公克

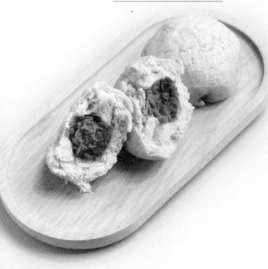

苦蕎紫薯包 主食

材料 苦蕎粉100公克，麵粉400公克，紫薯200公克，酵母適量。

作法

1. 取少許酵母，用溫水化開；紫薯洗淨，去皮，切塊，蒸20分鐘，取出後壓成泥，搓成小球。

2. 將苦蕎粉和麵粉混合均勻，加入酵母水，揉成表面光滑的麵團，蓋上保鮮膜醒發至2倍大。

3. 將麵團反覆揉捏排氣，揉成長條，平均切成塊後搓圓，擀成小麵餅，包入紫薯球，封口，放入蒸鍋蒸30分鐘即可。

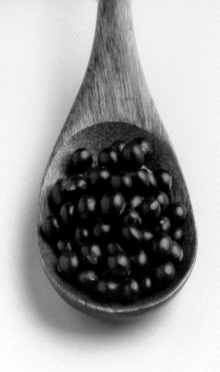

黑豆
促進胰島素分泌

熱量：381大卡／100公克	
GI值：46（湯）	
推薦用量：30公克／天	
有效控糖吃法：燉煮、打豆漿	
控糖關鍵營養素：鉀、花青素、膳食纖維	

- 熱量　　　165大卡
- 醣類　　　16.1公克
- 蛋白質　　14.1公克
- 脂肪　　　5.6公克

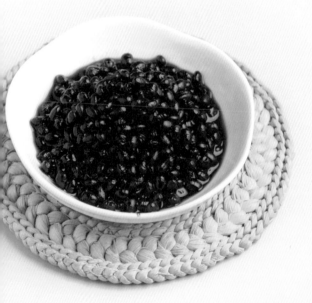

醋泡黑豆
涼菜

材料 黑豆100公克，醋300公克。
作法
1. 黑豆洗淨，晾乾。
2. 將黑豆放入鍋中，中火乾炒5分鐘，轉小火炒5分鐘。
3. 盛出後放涼，放入罐中，再倒入醋，密封，浸泡1個月即可。

黑豆連皮吃控糖效果更好

黑豆的外皮含花青素等抗氧化物質，能清除體內自由基，可促進胰島素分泌，連皮食用是很不錯的選擇。

黑豆渣饅頭 主食

材料 黑豆渣50公克，麵粉150公克，玉米粉25公克，酵母3公克。

作法

1. 將黑豆渣、麵粉、玉米粉和酵母加溫水和成麵團，覆上保鮮膜置於溫暖濕潤處，發酵至呈蜂窩狀為止。

2. 取出麵團，揉搓成圓柱狀，用刀切成小塊，揉成圓形或方形。

3. 蒸籠水滾後將饅頭放在蒸籠布上，中火蒸20分鐘即可。

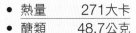

- 熱量　　　271大卡
- 醣類　　　48.7公克
- 蛋白質　　12.3公克
- 脂肪　　　4.2公克

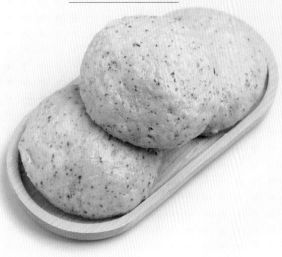

- 熱量　　　131大卡
- 醣類　　　8.7公克
- 蛋白質　　9.9公克
- 脂肪　　　6.8公克

芝麻花生黑豆漿 飲品

材料 黑豆70公克，黑芝麻、花生各10公克。

調味料 代糖少許。

作法

1. 黑豆用清水浸泡10～12小時，洗淨；花生洗淨；黑芝麻沖洗乾淨，瀝乾水分後碾碎。

2. 將上述食材一起倒入全自動豆漿機中，加水至上下水位線之間，煮至豆漿機提示豆漿做好，加入代糖調味即可。

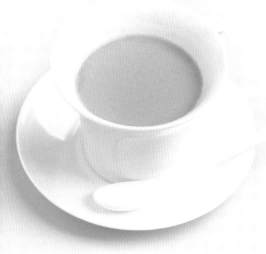

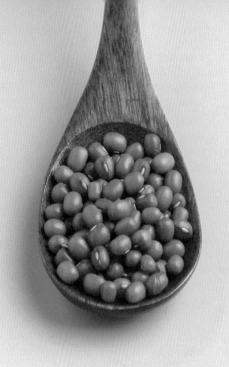

綠豆
調控餐後血糖

熱量：316大卡／100公克	
GI值：27	
推薦用量：40公克／天	
有效控糖吃法：煮	
控糖關鍵營養素：鎂、膳食纖維	

- 熱量　　　　325大卡
- 醣類　　　　49.9公克
- 蛋白質　　　17.9公克
- 脂肪　　　　6.3公克

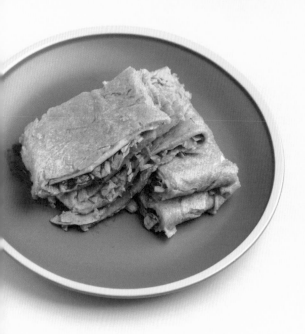

綠豆煎餅果子 主食

材料 綠豆粉50公克，麵粉150公克，雞蛋180公克（3個），生菜 50公克。

調味料 甜麵醬、蔥花各適量。

作法

1. 將綠豆粉、麵粉混合均勻後，邊攪拌邊加入適量水，攪至麵糊均勻；生菜洗淨，撕小片。

2. 先在平底鍋刷上薄薄一層油，向鍋內舀入適量麵糊，均勻攤開至薄薄一層，調小火。

3. 麵糊凝固後，打入1個雞蛋，使蛋液均勻鋪在麵餅上面，翻面，煎至餅熟即可。

4. 在餅上有雞蛋的那一面撒上蔥花，塗上甜麵醬，捲入生菜片即可。

高纖綠豆飯 主食

• 熱量	200大卡	
• 醣類	40.6公克	
• 蛋白質	8.5公克	
• 脂肪	1.2公克	

材料 綠豆、薏仁各30公克，糙米60公克，豌豆、紅蘿蔔各50公克。

作法

1. 綠豆、薏仁、糙米洗淨，浸泡4小時；豌豆洗淨；紅蘿蔔洗淨，切丁。

2. 將綠豆、薏仁、糙米、豌豆、紅蘿蔔丁一起放入電鍋中，加入適量清水，按下「煮飯」鍵，煮好後稍涼即可食用。

增強飽腹感

綠豆、薏仁、糙米中含有豐富的膳食纖維，能增強飽腹感，可幫助糖尿病患者抑制餐後血糖上升。

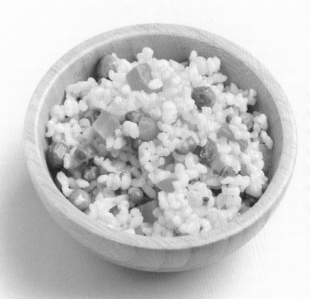

綠豆湯 飲品

• 熱量	132大卡	
• 醣類	24.8公克	
• 蛋白質	8.6公克	
• 脂肪	0.3公克	

材料 綠豆100公克

作法

1. 綠豆洗淨後，放入清水中浸泡4小時備用。

2. 將綠豆和泡綠豆的水一起放入鍋中，大火煮滾至綠豆開花即可。

綠豆怎麼吃可以控糖

在做綠豆湯時，綠豆不宜煮得太爛，煮太爛會破壞綠豆中的有機酸和維生素，其清熱解毒、控制血糖的功效會大打折扣。只要煮至綠豆開花即可。如果平時血糖控制得較好，也可以加入少許代糖調味。

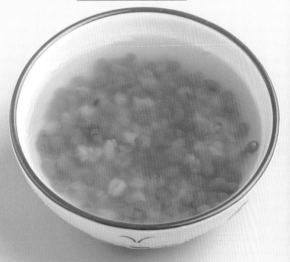

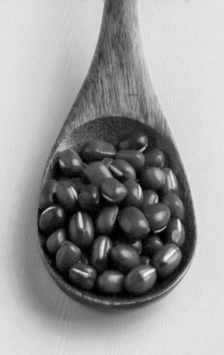

紅豆
延緩餐後血糖上升速度

熱量：309大卡／100公克	
GI值：26	
推薦用量：30公克／天	
有效控糖吃法：煮	
控糖關鍵營養素：膳食纖維	

- 熱量 　　264大卡
- 醣類 　　52.3公克
- 蛋白質 　14.7公克
- 脂肪 　　0.8公克

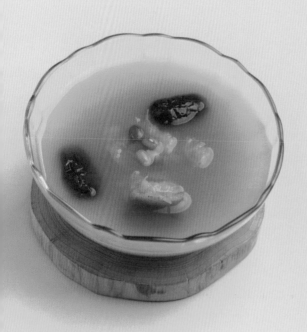

雙豆山楂湯

材料 紅豆、綠豆各100公克，山楂50公克，紅棗10公克。

作法

1. 紅豆、綠豆洗淨，冷水浸泡4小時後，撈出備用；紅棗、山楂洗淨，去核。
2. 將所有材料放入鍋中，加入適量清水，大火煮滾，轉小火煮至豆開花即可。

紅豆+綠豆+山楂，減肥促便

紅豆、綠豆、山楂煮湯食用，可降脂減肥，促便利尿。

紅豆飯 主食

材料 白米150公克，紅豆80公克。

作法

1. 白米淘洗乾淨，浸泡30分鐘；紅豆洗淨，浸泡2～3小時。

2. 將白米和浸泡好的紅豆倒入電鍋中，加入適量清水，蓋上鍋蓋，按下「蒸飯」鍵，蒸至電鍋提示米飯蒸好即可。

紅豆飯煮熟後別燜煮

煮紅豆飯時，電鍋提示米飯蒸熟即可盛出，不要放在鍋內繼續加熱，以免糊化程度過高，使餐後血糖驟升。

● 熱量	259大卡
● 醣類	55.5公克
● 蛋白質	9.3公克
● 脂肪	0.6公克

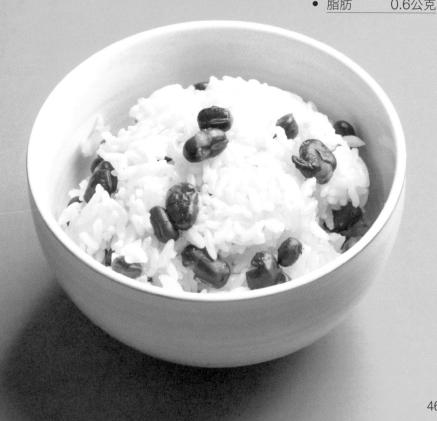

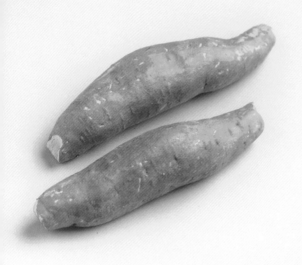

紅薯
有助於延緩脂肪的吸收速度

熱量：102大卡／100 公克	
GI值：77（煮）	
推薦用量：50～100 公克／天	
有效控糖吃法：蒸煮	
控糖關鍵營養素：膳食纖維、維生素 C	

- 熱量　　　102大卡
- 醣類　　　24.7公克
- 蛋白質　　1.1公克
- 脂肪　　　0.2公克

蒸紅薯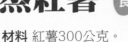

材料 紅薯300公克。

作法

1. 紅薯洗淨。
2. 蒸鍋內放入適量水，將紅薯放在蒸盤上，大火蒸5分鐘後，轉小火蒸20分鐘左右，放涼即可。

紅薯帶皮蒸，營養素流失少

蒸紅薯時，最好將外皮洗淨帶皮蒸，這樣營養素流失少，吃的時候帶皮一起吃，紅薯皮相比紅薯心所含維生素和膳食纖維更多，更有助於控血糖。

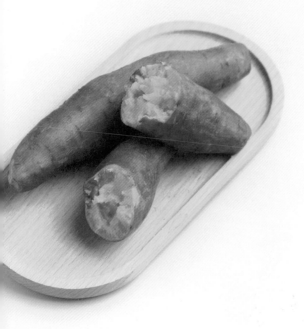

荷香小米蒸紅薯 主食

材料 小米80公克，紅薯250公克，荷葉1張。

作法

1. 紅薯去皮，洗淨，切條；小米洗淨，浸泡30分鐘；荷葉洗淨，鋪在蒸盤上備用。

2. 將紅薯條在小米中滾一下，均勻裹滿小米，排入蒸籠中，蒸籠上汽後蒸30分鐘即可。

- 熱量　　　181大卡
- 醣類　　　40.9公克
- 蛋白質　　3.3公克
- 脂肪　　　1.0公克

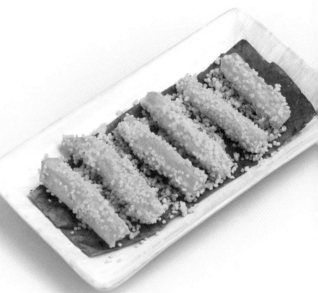

紅薯紅豆湯 湯羹

材料 紅薯150公克，紅豆50公克。

作法

1. 紅薯洗淨，去皮，切塊；紅豆洗淨，浸泡4小時。

2. 鍋置爐火上，放入紅薯塊、紅豆，加入適量清水，大火煮開後改小火煮20分鐘即可。

- 熱量　　　85大卡
- 醣類　　　18.2公克
- 蛋白質　　3.7公克
- 脂肪　　　0.2公克

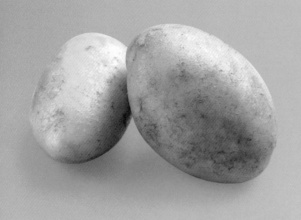

馬鈴薯
生糖速度相對較慢，更抗餓

熱量：77大卡／100公克	
GI值：62	
推薦用量：50～100公克／天	
有效控糖吃法：蒸煮、清炒	
控糖關鍵營養素：抗性澱粉	

- 熱量　　　　56大卡
- 醣類　　　12.5公克
- 蛋白質　　　1.5公克
- 脂肪　　　　0.2公克

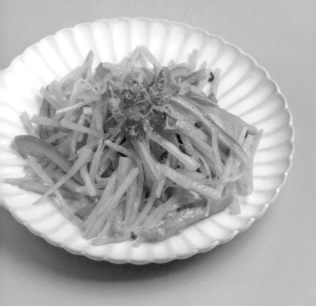

涼拌馬鈴薯絲

材料 馬鈴薯200公克，青椒、紅甜椒各30公克。

調味料 鹽、醋、香油、花椒油、香菜段各適量。

作法

1. 馬鈴薯洗淨，去皮切絲，放入涼水中浸泡5分鐘，撈出瀝乾；青椒、紅甜椒洗淨，去籽，切絲。

2. 鍋中倒入水煮滾，放入馬鈴薯絲汆燙3分鐘至8分熟，撈出過涼，瀝乾。

3. 將瀝乾的馬鈴薯絲放在盤中，加入青椒絲、紅甜椒絲，放入醋、香油、鹽、花椒油，最後再撒上香菜段即可。

日式馬鈴薯沙拉 涼菜

材料 馬鈴薯150公克，紅蘿蔔、小黃瓜、洋蔥各30公克，雞蛋1個（60公克），優格100公克。

調味料 黑胡椒粉、醋、鹽各適量。

作法

1. 馬鈴薯去皮，洗淨，切塊，蒸熟；雞蛋沖洗後煮熟，剝殼，切塊。

2. 紅蘿蔔、小黃瓜、洋蔥分別洗淨，紅蘿蔔、小黃瓜切片，洋蔥切丁，紅蘿蔔片汆燙一下。

3. 將馬鈴薯塊、雞蛋塊、紅蘿蔔片、小黃瓜片、洋蔥丁放盤中，加入黑胡椒粉、鹽、醋、優格攪勻即可。

- 熱量　　　102大卡
- 醣類　　　14.6公克
- 蛋白質　　5.1公克
- 脂肪　　　2.8公克

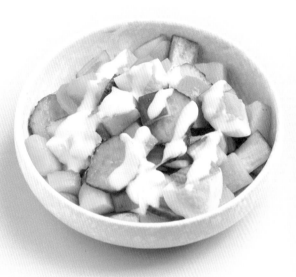

- 熱量　　　81大卡
- 醣類　　　17.8公克
- 蛋白質　　2.6公克
- 脂肪　　　0.2公克

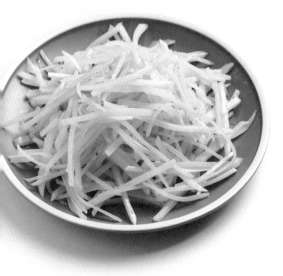

醋溜馬鈴薯絲 熱菜

材料 馬鈴薯300公克。

調味料 蔥絲、蒜末、鹽各4公克，醋10公克。

作法

1. 馬鈴薯洗淨，削皮切絲，浸泡5分鐘。

2. 鍋內倒油燒熱，爆香蔥絲、蒜末，倒馬鈴薯絲翻炒，醋烹，加鹽繼續翻炒至熟即可。

馬鈴薯可置換主食

糖友們可以按4：1的比例用馬鈴薯置換主食，比如吃4兩馬鈴薯就少吃1兩主食，這樣就可以有效地控制血糖。

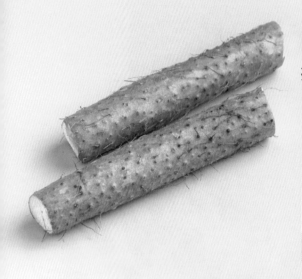

山藥
控制餐後血糖升高的速度

熱量：57大卡／100公克	
GI值：51	
推薦用量：50～100 公克／天	
有效控糖吃法：清炒、蒸煮	
控糖關鍵營養素：黏液蛋白、膳食纖維	

- 熱量　　　　33大卡
- 醣類　　　　7.6公克
- 蛋白質　　　1.2公克
- 脂肪　　　　0.2公克

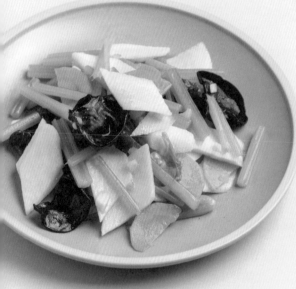

清炒山藥 熱菜

材料 山藥100公克，乾木耳10公克，芹菜50公克，紅蘿蔔30公克。

調味料 鹽3公克，蒜末5公克。

作法

1. 木耳泡發後，去根洗淨；芹菜揀好洗淨，切段；紅蘿蔔洗淨，切片；山藥去皮，切菱形片，清水加醋浸泡。

2. 將芹菜段、木耳、紅蘿蔔片分別入鍋汆燙一下。

3. 鍋內放油燒至7成熱，爆香蒜末，放入山藥片炒至7分熟，將燙好的食材入鍋翻炒，放鹽調味即可。

山藥宜切厚片

烹調山藥時，山藥宜切厚片，這樣延緩血糖上升的效果更佳，還能幫助抵抗饑餓感。

Chapter

3

合理副食，控糖美味兩不誤

除了主食外，適宜的副食搭配不止滿足你的味蕾，更能穩定控制你的血糖！

蔬菜，
每天 300～500公克

300～500公克蔬菜是多少

《中國糖尿病膳食指南（2017）》、《中國居民膳食指南（2016）》均建議每天進食300～500公克的蔬菜，但種類要儘量豐富，最好有一半以上是綠葉蔬菜，如果只吃富含澱粉的根莖類食物，如馬鈴薯、紅薯、南瓜、山藥等，按照500公克的量來吃就太多了。所以食用蔬菜重在搭配，綠葉蔬菜為250～300公克，另外搭配其他種類和顏色的蔬菜即可滿足1天的需求。那麼，300～500公克蔬菜有多少？一起來看看吧！

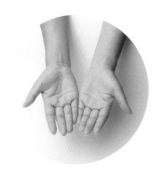

雙手併攏，一捧可以托起的量即「一捧」，多用來衡量葉菜類蔬菜

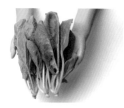

雙手捧菠菜（約3顆）
≒100公克

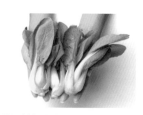

雙手捧油菜（約3顆）
≒100公克

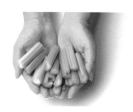

雙手捧芹菜段
≒100公克

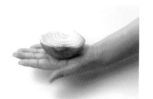

手心托半個洋蔥
≒80公克

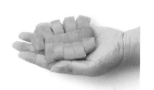

單手捧的紅蘿蔔塊
≒70公克

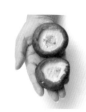

手掌放2朵新鮮香菇
≒50公克

巧烹飪，保持蔬菜營養

先洗再切	➤	蔬菜洗後再切，可以避免水溶性維生素從切口流失。還要注意現吃現做，別提前切好放置太久，這樣會造成控糖營養素的流失。
盡量切大塊	➤	對於蔬菜來說，切得愈細碎，烹調的時候流失營養的缺口愈越多，因此為了更好地保存營養，盡量切得大塊一些。
正確汆燙	➤	菠菜、莧菜等葉類蔬菜，草酸含量較高，食用前最好先汆燙一下，可去除大部分草酸，而像芹菜、紅蘿蔔、青花菜、白花菜這類蔬菜，烹調或涼拌前先汆燙一下，口感更好，也較易於消化。要注意燙的時間不要過長，以減少營養損失。

✻ 選擇涼拌、蒸、炒的方法

涼拌蔬菜	清蒸蔬菜	混搭炒菜
涼拌菜少油、少鹽，適合糖尿病患者食用。能生吃的蔬菜儘量生吃，不能生吃的，用汆燙的方式，不要放太多油。	茄子、蘆筍、青花菜等蔬菜適合清蒸。	可將冰箱裡裏儲存的蔬菜進行混搭，以大火快炒，既能保證食物的種類，也能保證食物的數量。

✻ 大火快炒、炒好即食

炒的時候要急火快炒，減少加熱時間造成的營養流失，炒好立即出鍋。已經烹調好的蔬菜應儘快食用，現做現吃，避免反覆加熱，否則不但營養素會隨著儲存時間延長而流失，還可能因細菌作用增加亞硝酸鹽的含量。

先吃低碳水化合物蔬菜

吃飯時，糖尿病患者可以先吃或適當地多吃一些低碳水化合物蔬菜，然後再吃主食，以延緩血糖上升。

低碳水化合物蔬菜包括：小黃瓜、絲瓜、苦瓜、冬瓜、大白菜、菠菜、油菜、萵筍、茼蒿、高麗菜、番茄、蘿蔔、櫛瓜、茄子、豆芽菜等（蘑菇、海帶、海藻熱量也很低），糖尿病患者可以適當多吃這些蔬菜，以避免吃太多主食。

＊ 為什麼要先吃蔬菜

一個原因是蔬菜中含有豐富的膳食纖維和維生素，可延長碳水化合物的分解時間，從而延遲糖分在小腸內的吸收，進而延緩餐後血糖驟升。另一個可能的原因與人們的進食習慣有關——人往往在開始時吃得最多，那麼，哪種食物升高血糖的速度較慢，就應該先吃且多吃，以避免因進食過多高GI的食物而使血糖快速上升。

高碳水化合物蔬菜可替換主食

山藥、蓮藕、鮮豌豆、南瓜、芋頭等食物中碳水化合物含量較高，不宜作為蔬菜大量食用，食用這些蔬菜時應減少主食量。我們通常把馬鈴薯、紅薯等作為主食而非蔬菜。

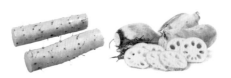

山藥、蓮藕150公克　　　鮮豌豆70公克

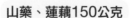

25公克主食

白菜

提高胰島素敏感性

熱量：18大卡／100公克	
推薦用量：100公克／天	
有效控糖吃法：涼拌、炒食、煮湯	
控糖關鍵營養素：膳食纖維、維生素C	

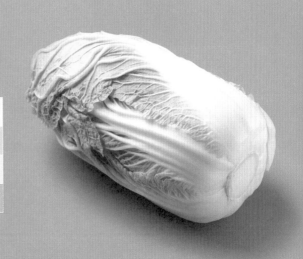

海蜇皮拌白菜心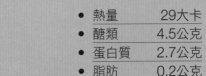

涼菜

材料 白菜心300公克，海蜇皮100公克。

調味料 蒜泥、鹽、醋、香菜段各適量，香油2公克。

作法

1. 海蜇皮放入冷水中浸泡3小時，洗淨，切細絲；白菜心洗淨，切絲備用。

2. 海蜇皮絲和白菜絲一起放入盛器中，加蒜泥、鹽、醋、香油拌勻，撒上香菜段即可。

● 熱量	29大卡
● 醣類	4.5公克
● 蛋白質	2.7公克
● 脂肪	0.2公克

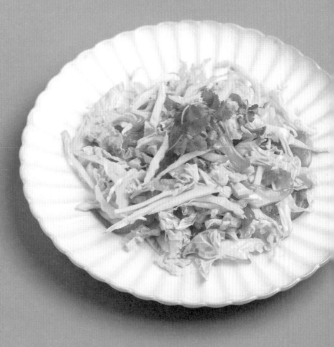

涼拌菜加點醋控糖效果好

用醋來拌菜，既可增加菜肴的美味，又可減少食鹽用量，更有利於穩定血糖。

白菜包 熱菜

材料 白菜200公克，雞胸肉80公克，紅蘿蔔、泡發木耳各100公克，蛋白1個（30公克）。

調味料 蔥末、薑末、鹽、香油各4公克，胡椒粉2公克，蔥葉適量。

作法

1. 雞胸肉洗淨，切丁；紅蘿蔔洗淨，切丁；泡發木耳洗淨，切碎末。

2. 將雞丁、木耳碎末、紅蘿蔔丁放入絞肉機攪成泥狀，再加入蔥末、薑末、胡椒粉、鹽、香油、倒入蛋白攪拌後即為餡料。

3. 白菜先汆燙，燙熟後平鋪晾乾；取整片白菜，包入餡，用蔥葉捆好，入鍋蒸熟即可。

- 熱量　　　74大卡
- 醣類　　　7.9公克
- 蛋白質　　8.2公克
- 脂肪　　　1.6公克

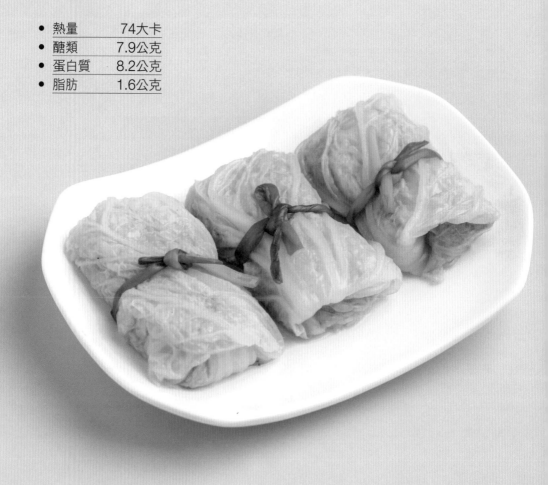

醋溜白菜

熱量	24大卡
醣類	4.3公克
蛋白質	2.0公克
脂肪	0.1公克

材料 白菜幫子400公克。

調味料 蔥絲、薑絲、蒜末各5公克，醋15公克，鹽3公克。

作法

1. 白菜幫子洗淨，切粗條。

2. 鍋內倒油燒熱，爆香蔥絲、薑絲、蒜末，倒入白菜條翻炒至白菜變軟。

3. 放鹽和醋翻炒均勻即可。

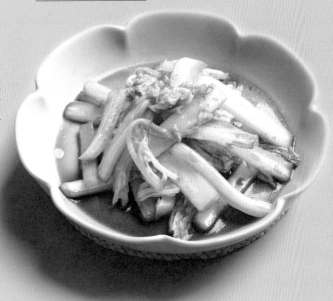

白菜燉豆腐

熱量	104大卡
醣類	6.8公克
蛋白質	8.2公克
脂肪	5.5公克

材料 白菜、豆腐各300公克。

調味料 蔥段、薑片各5公克，十三香3公克，八角、醬油各適量。

作法

1. 白菜洗淨，切小片；豆腐洗淨，切塊。

2. 鍋內倒油燒熱，放入蔥段、薑片、八角炒香，加入白菜片、醬油翻炒後，倒入適量清水沒過白菜，加入豆腐塊。

3. 大火煮滾後轉中火燉10分鐘，加十三香調味即可。

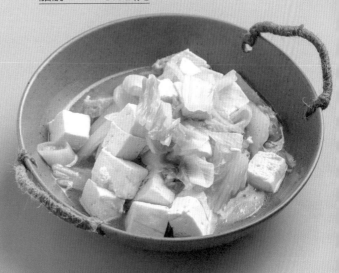

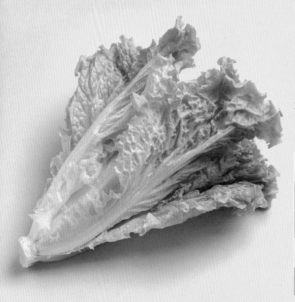

生菜

控血糖，減緩餐後血糖升高

熱量：15大卡／100公克
GI值：15
推薦用量：100公克／天
有效控糖吃法：生吃、涼拌、炒食
控糖關鍵營養素：膳食纖維

生菜沙拉 涼菜

- 熱量　　　46大卡
- 醣類　　　8.3公克
- 蛋白質　　2.7公克
- 脂肪　　　0.6公克

材料 生菜200公克，小黃瓜、紫甘藍、青花菜、小番茄、玉米粒各50公克。

調味料 醋10公克，黑胡椒粉、鹽各3公克，橄欖油2公克。

作法

1. 將生菜、紫甘藍洗淨，撕成片；青花菜洗淨，分成小朵，燙熟；玉米粒洗淨，燙熟；小黃瓜洗淨，切塊；小番茄洗淨，切片。

2. 將醋、黑胡椒粉、鹽、橄欖油混勻成油醋汁；將所有材料放盤中，澆上油醋汁拌勻即可。

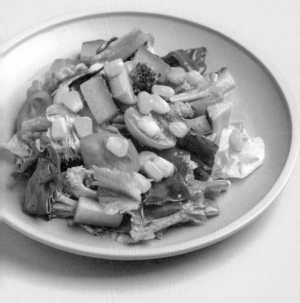

大片的生菜、油醋汁不會快速升血糖

生菜洗後再用手撕成片，吃起來會比刀切的口感更佳，且片狀的生菜不會讓血糖快速升高。沙拉醬不選用熱量高的蛋黃醬或千島醬，而用油醋汁替代，清爽低脂營養好。

蠔油生菜

• 熱量	12大卡
• 醣類	1.1公克
• 蛋白質	1.6公克
• 脂肪	0.4公克

材料 生菜300公克。

調味料 蠔油6公克，蔥末、薑末、蒜末、生抽各3公克。

作法

1. 生菜洗淨，撕成片狀，燙熟，將水瀝乾，盛盤。

2. 油鍋燒熱，先爆香蔥末、蒜末、薑末，再放入生抽、蠔油和水燒開，盛入盤中即可。

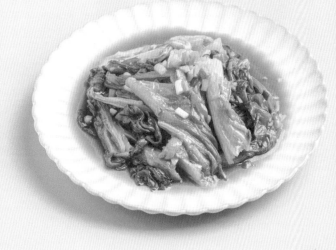

蒜蓉生菜

• 熱量	21大卡
• 醣類	2.9公克
• 蛋白質	1.9公克
• 脂肪	0.4公克

材料 生菜300公克，大蒜20公克。

調味料 蔥末、薑末、生抽各3公克。

作法

1. 大蒜洗淨，去皮，切末；生菜洗淨，撕成片狀，燙熟，將水瀝乾，盛盤。

2. 鍋內倒油燒熱，爆香蔥末、蒜末、薑末，放生抽和少許水燒開，盛入盤中即可。

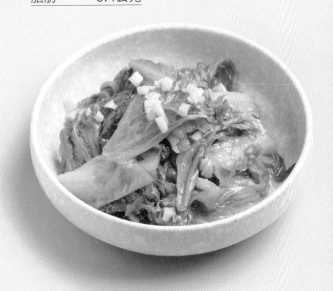

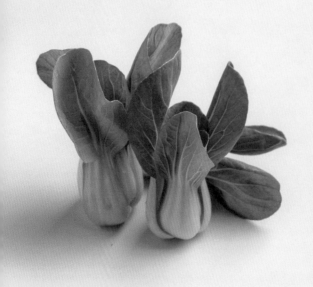

油菜
有助於穩定血糖

熱量：25大卡／100 公克	
推薦用量：100公克／天	
有效控糖吃法：涼拌、炒食	
控糖關鍵營養素：維生素C、膳食纖維	

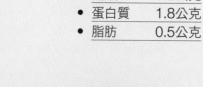

- **熱量** 　　25大卡
- **醣類** 　　3.8公克
- **蛋白質** 　1.8公克
- **脂肪** 　　0.5公克

涼拌小油菜 涼菜

材料 小油菜350公克。

調味料 鹽、蔥花、醋各5公克，橄欖油少許。

作法

1. 小油菜放入淡鹽水中浸泡5分鐘，擇洗淨，燙熟。

2. 將小油菜放盤中，放入鹽、醋拌勻，滴上橄欖油，撒上蔥花即可。

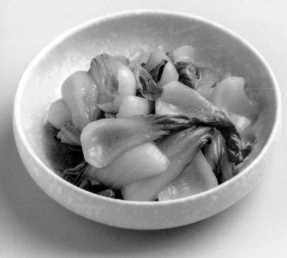

汆燙時間以1分鐘為宜

以整顆油菜汆燙，能不切就不切，一般燙1分鐘應立即撈出放涼，這樣能保持顏色的鮮脆，也有利於控血糖。

香菇油菜

材料 油菜300公克，鮮香菇100公克。
調味料 蔥段、薑片、蒜末各5公克，鹽
2公克。

作法

1. 油菜放入淡鹽水中浸泡5分鐘，洗
淨，切段；鮮香菇洗淨，切片，汆
燙撈出。

2. 鍋內倒油燒熱，倒入蔥段、薑片、
蒜末炒香，放香菇片炒至變軟，放
入油菜段翻炒至熟，加鹽炒勻即可
盛盤。

大火快炒能更好地保存營養

油菜要用大火快炒，這樣做出的菜肴才
能達到顏色碧綠、鮮嫩美觀，而且能有
效保持其控糖營養成分。

- 熱量　　　28大卡
- 醣類　　　4.6公克
- 蛋白質　　2.5公克
- 脂肪　　　0.3公克

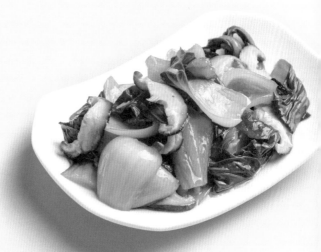

蝦仁油菜

材料 油菜300公克，蝦仁80公克。
調味料 蒜末5公克，鹽3公克，料酒適
量，香油少許。

作法

1. 油菜洗淨，汆燙，瀝乾，切長段；
蝦仁洗淨，加料酒醃漬5分鐘。

2. 油鍋燒熱，爆香蒜末，倒蝦仁炒至
變色，再放油菜段翻炒，加鹽、香
油炒熟即可。

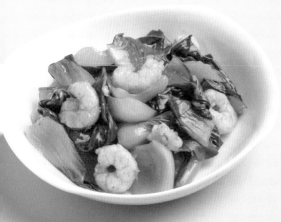

- 熱量　　　72大卡
- 醣類　　　2.9公克
- 蛋白質　　13.5公克
- 脂肪　　　0.9公克

油菜+蝦仁，幫助穩血糖

這道菜含有優質蛋白質、維生素C，能
夠提高組織對胰島素的敏感性，還能幫
助糖尿病患者補充優質蛋白質。

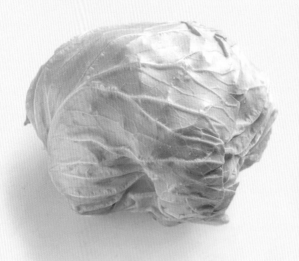

高麗菜
調節血糖和血脂

熱量：24大卡／100公克	
推薦用量：100公克／天	
有效控糖吃法：涼拌、炒食	
控糖關鍵營養素：維生素C	

蔬菜沙拉 涼菜

- 熱量　　　98大卡
- 醣類　　　9.4公克
- 蛋白質　　7.0公克
- 脂肪　　　3.8公克

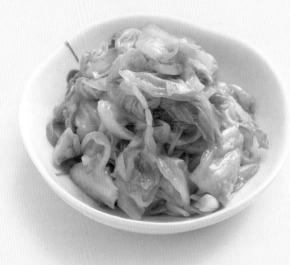

材料 高麗菜、小黃瓜、洋蔥各150公克，雞蛋120公克（2個），優格適量。

作法
1. 小黃瓜洗淨，切片；洋蔥洗淨，切圈；高麗菜洗淨，撕成小片。
2. 雞蛋沖洗，放鍋中，煮熟，撈出，放涼，切4份。
3. 取盤，依次放入洋蔥圈、小黃瓜片、高麗菜片、雞蛋，最後倒入優格拌勻即可。

手撕高麗菜保留更多維生素C

用刀切高麗菜很容易把細胞切碎，營養和水分也會流失一部分，最好採用手撕的方法，可保留較多的維生素C，更有益於糖尿病患者控制血糖。

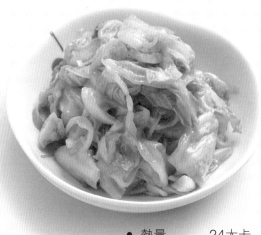

手撕高麗菜

材料 高麗菜300公克。

調味料 蔥花、蒜瓣各5公克，鹽、花椒各2公克，醋10公克。

作法

1. 將高麗菜揀好洗淨，撕成小片。

2. 鍋內倒油燒至6成熱，放入花椒炸出香味後撈出，再炒香蔥花、蒜瓣，放入高麗菜翻勻炒熟後，淋上醋，加鹽調味即可。

- 熱量　　　24大卡
- 醣類　　　4.6公克
- 蛋白質　　1.5公克
- 脂肪　　　0.2公克

高麗菜雞蛋餅

材料 高麗菜100公克，中筋麵粉100公克，玉米粉30公克，熟牛肉30公克，雞蛋1個（60公克）。

調味料 鹽2公克。

作法

1. 高麗菜洗淨，撕成小片；熟牛肉切丁。

2. 中筋麵粉中加入蛋液、高麗菜片、熟牛肉丁、鹽和適量水，攪拌成糊狀。

3. 不沾鍋中加入少許油燒至微熱時，倒入麵糊，攤至薄厚均勻，待餅四周微微翹起就能翻面，一直煎到兩面金黃即可。

- 熱量　　　216大卡
- 醣類　　　34.4公克
- 蛋白質　　11.2公克
- 脂肪　　　4.0公克

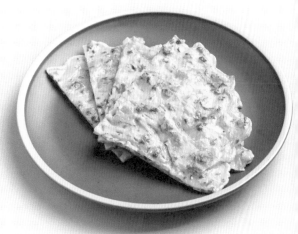

麵粉搭配玉米粉控糖效果好

做這道餅時，血糖控制不好的人別全用中筋麵粉，適當地加入一點玉米粉，能幫助調節胰島素分泌。用不沾鍋來做能減少用油量。

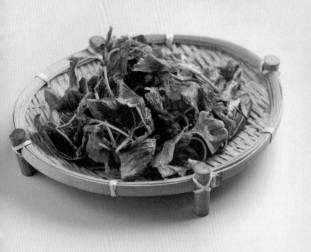

莧菜
補血，通便，控糖

熱量：30大卡／100 公克	
推薦用量：80～100 公克／天	
有效控糖吃法：涼拌、炒食	
控糖關鍵營養素：維生素C、鎂	

- 熱量　　　70大卡
- 醣類　　　9.9公克
- 蛋白質　　4.8公克
- 脂肪　　　1.9公克

涼拌莧菜 涼菜

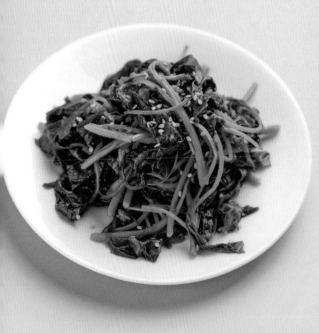

材料 莧菜450公克，熟白芝麻10公克。
調味料 鹽3公克。
作法
1. 莧菜洗淨，從中間切一刀。
2. 起鍋煮水，水滾後加點鹽和油，放入莧菜汆燙30秒，馬上撈出。
3. 撈出後放入冷水中，撒熟白芝麻、鹽，拌勻即可。

提前汆燙去草酸

莧菜、菠菜、竹筍、茭白筍等含草酸較多的食材最好先汆燙一下再烹調，避免草酸和鈣結合成草酸鈣，影響體內鈣的吸收。

清炒莧菜

材料 莧菜450公克。

調味料 鹽2公克，蒜末5公克。

作法

1. 莧菜洗淨，稍微燙過，放涼，中間切一刀。

2. 鍋中放油燒熱，下蒜末爆香，放入莧菜段翻炒，出鍋前加鹽炒勻即可。

- 熱量   29大卡
- 醣類   4.9公克
- 蛋白質   2.3公克
- 脂肪   0.3公克

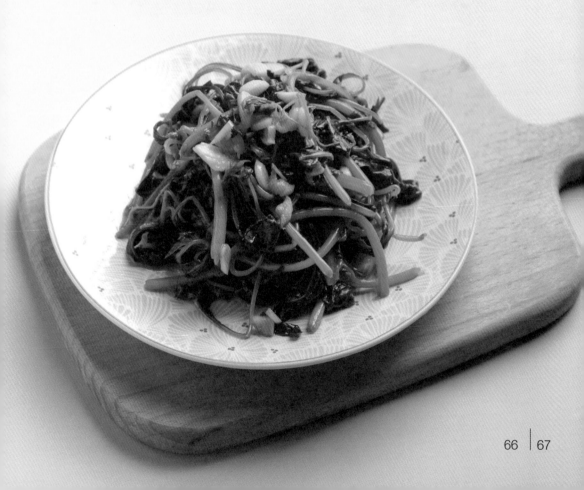

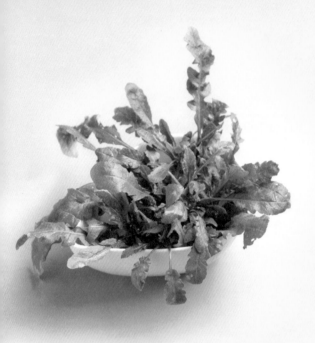

薺菜

通便，明目，控糖

熱量：31大卡／100公克	
推薦用量：50～100公克／天	
有效控糖吃法：炒食、做餡	
控糖關鍵營養素：膳食纖維、鈣	

薺菜炒蛋 熱菜

- 熱量　　　78大卡
- 醣類　　　4.3公克
- 蛋白質　　7.3公克
- 脂肪　　　3.8公克

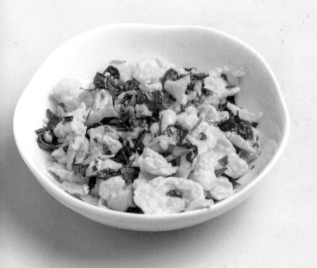

材料 薺菜200公克，雞蛋120公克（2個）。

調味料 鹽3公克。

作法

1. 薺菜洗淨，燙熟後剁成碎狀；雞蛋打散，攪勻備用。

2. 鍋內倒油燒至5成熱，倒入攪好的蛋液煎炒，快熟時放入薺菜碎和鹽翻炒至熟即可。

薺菜宜快炒

薺菜富含膳食纖維，食用後可增強腸蠕動，增進新陳代謝，有助於輔助調理糖尿病。但薺菜不宜長時間燒煮，時間過長會破壞其營養成分。

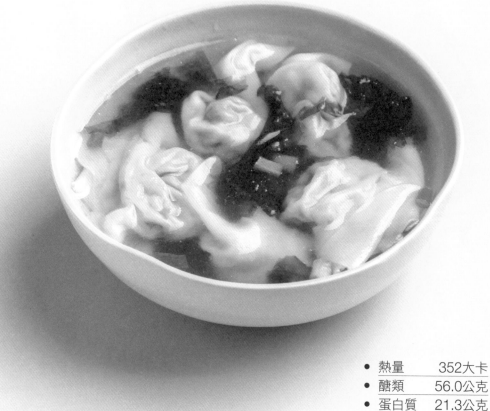

- 熱量　　　352大卡
- 醣類　　　56.0公克
- 蛋白質　　21.3公克
- 脂肪　　　5.3公克

薺菜蝦仁餛飩 主食

材料 餛飩皮200公克，雞蛋2個（120公克），蝦仁30公克，薺菜300公克，海苔5公克。

調味料 生抽8公克，鹽4公克，香油3公克，蔥花5公克。

作法

1. 雞蛋洗淨，打散後炒成塊，盛出；蝦仁洗淨，去腸泥，切碎；薺菜洗淨，燙熟，切末；海苔撕碎備用。

2. 在雞蛋中加薺菜末、蝦仁碎、鹽、生抽、香油拌勻，製成餡料；取餛飩皮，包入餡料，做成餛飩。

3. 鍋內加水煮滾，倒碗中，放海苔碎、鹽、香油，調成湯底。另起鍋，加清水煮滾，下入餛飩煮熟，撈出放入碗中，撒上蔥花即可。

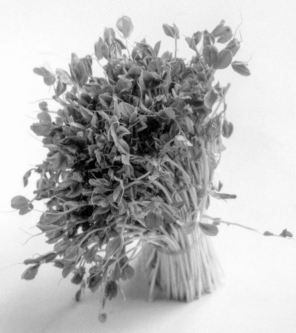

豌豆苗
清熱，明目

熱量：38大卡／100公克	
推薦用量：50～100公克／天	
有效控糖吃法：涼拌、炒食、煮湯	
控糖關鍵營養素：鉻、維生素C	

- 熱量　　　　89大卡
- 醣類　　　　6.3公克
- 蛋白質　　　9.3公克
- 脂肪　　　　3.4公克

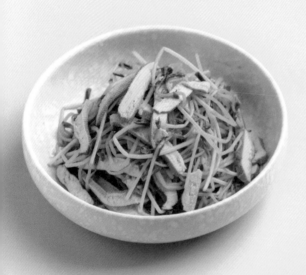

香干拌豌豆苗

材料 豌豆苗300公克，香干100公克。
調味料 生抽3公克，香油2公克。
作法
1. 豌豆苗洗淨，入鍋中煮15秒後撈出，瀝乾備用；香干洗淨切絲，入開水中汆燙一下，瀝乾放涼。
2. 將豌豆苗和香干絲放入盆中，加入生抽、香油，拌勻裝盤即可。

汆燙一下減少用油量

將豌豆苗用熱水汆燙一下，可以減少用油量，只需放少量香油就可以起到提香的效果，而且控糖效果也好。

平菇豆苗沙拉 涼菜

材料 豌豆苗250公克，平菇、木瓜各100公克。

調味料 鹽3公克，橄欖油2公克。

作法

1. 蘑菇洗淨，撕成小片，放入滾水中汆燙，撈出瀝乾；豌豆苗洗淨，放入開水中汆燙，撈出瀝乾；木瓜洗淨，去皮及籽，切小塊備用。

2. 將汆燙好的蘑菇和豌豆苗放入盤中，加上木瓜塊，加入鹽和橄欖油攪拌均勻即可。

● 熱量	49大卡
● 醣類	7.7公克
● 蛋白質	4.1公克
● 脂肪	0.8公克

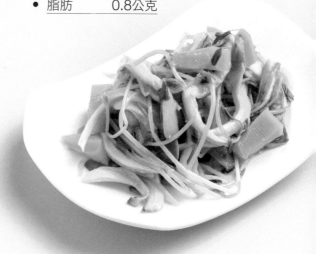

肉絲炒豌豆苗 熱菜

材料 豌豆苗400公克，瘦豬肉50公克。

調味料 蔥段、薑片、蒜片各5公克，醬油4公克，生抽、料酒後各少許。

1. 豌豆苗洗淨；瘦豬肉洗淨，切絲，加入生抽、料酒醃漬15分鐘備用。

2. 鍋內倒油燒至6成熱，倒入蔥段、薑片、蒜片炒香，放入肉絲翻炒，加入豌豆苗翻勻，淋上醬油即可。

● 熱量	67大卡
● 醣類	3.7公克
● 蛋白質	9.8公克
● 脂肪	2.1公克

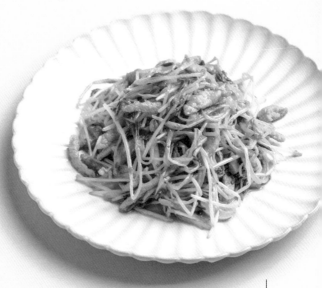

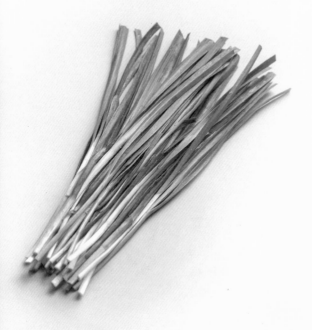

韭菜
利便，控糖

熱量：29大卡／100公克	
推薦用量：50～100公克／天	
有效控糖吃法：炒食、做餡	
控糖關鍵營養素：膳食纖維、含硫化合物	

- 熱量　　　84大卡
- 醣類　　　7.3公克
- 蛋白質　　7.9公克
- 脂肪　　　3.1公克

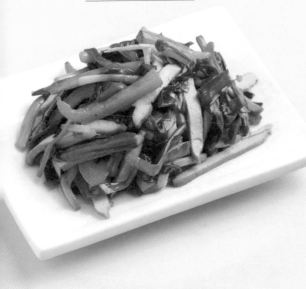

香干炒韭菜

材料 韭菜300公克，香干（豆腐干）100公克，紅甜椒50公克。

調味料 薑絲、鹽、生抽各3公克。

作法

1. 韭菜揀好洗淨，切成段；香干切成長條；紅甜椒洗淨，去蒂及籽，切絲。

2. 鍋內倒油燒至7成熱，爆香薑絲，放入香干條、紅甜椒絲、生抽翻炒，接著倒韭菜段、鹽，炒至8分熟即可。

韭菜炒蛋 熱菜

材料 雞蛋2個（120公克），韭菜300公克。
調味料 鹽適量。
作法

1. 韭菜揀好洗淨，瀝乾水分，切成段，放入大碗內，打入蛋液，放鹽攪勻備用。

2. 鍋內倒油燒至6成熱，倒入韭菜蛋液炒熟即可。

● 熱量	83大卡
● 醣類	5.6公克
● 蛋白質	7.7公克
● 脂肪	3.9公克

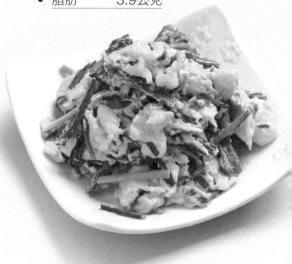

韭菜+雞蛋，營養更全面

韭菜富含膳食纖維，可提高胰島素受體的敏感性，搭配雞蛋，能幫助提高胰島素的利用率，營養也更全面。

韭菜豬肉餡餅 主食

材料 韭菜200公克，豬瘦肉150公克，麵粉300公克。
調味料 醬油、鹽各適量，胡椒粉少許。

1. 瘦豬肉洗淨剁碎；韭菜洗淨，切末，與豬肉碎、胡椒粉、醬油拌勻做成餡。

2. 麵粉加溫水和成麵團，醒20分鐘後成麵皮，包入餡，做成餡餅。

3. 平底鍋放適量植物油燒至5成熱，再放入餡餅，煎至兩面金黃即可。

● 熱量	100大卡
● 醣類	1.8公克
● 蛋白質	8.5公克
● 脂肪	6.6公克

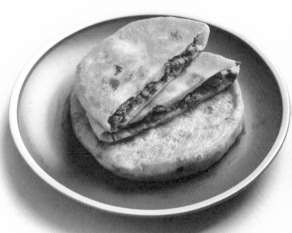

選用瘦豬肉，脂肪少、營養好

雖然做餡餅一般會選用五花肉，但糖尿病患者選用瘦肉做餡更有助於控糖。

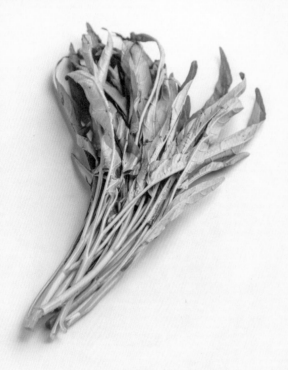

空心菜
改善2型糖尿病症

熱量：23大卡／100公克	
推薦用量：100公克／天	
有效控糖吃法：炒食	
控糖關鍵營養素：膳食纖維、胰島素樣生長因子	

- 熱量　　　23大卡
- 醣類　　　4.9公克
- 蛋白質　　2.3公克
- 脂肪　　　0.3公克

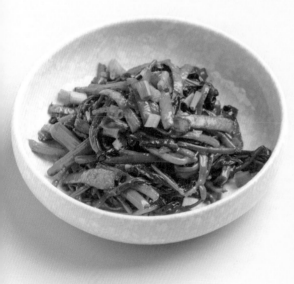

椒絲腐乳空心菜

材料 空心菜300公克，青辣椒50公克。
調味料 蔥花5公克，腐乳4公克。
作法
1. 空心菜揀好洗淨，入滾水氽燙，瀝乾水分；青辣椒洗淨，去蒂及籽，切絲。
2. 鍋內倒油燒熱，炒香蔥花，放入腐乳用鍋鏟碾碎，下入空心菜和青辣椒絲翻炒熟即可。

用腐乳代替鹽

空心菜熱水燙熟，爆香蔥花，這樣可以減少用油，適合糖尿病患者食用。腐乳炒好後再加入空心菜。因為腐乳含鹽較高，所以這道菜不用再另外加鹽。

蒜蓉空心菜

材料 空心菜300公克，蒜蓉20公克。
調味料 鹽3公克。
作法

1. 空心菜去除老梗，揀好洗淨，切段。
2. 鍋置爐火上，倒油燒至6成熱，下蒜蓉爆香後，倒入空心菜段，加鹽煸炒熟即可。

大火快炒營養好

空心菜莖葉營養價值高，宜用大火快炒，避免營養流失。搭配富含大蒜素的大蒜同炒，有助促進胰島素的分泌。

熱量	32大卡
醣類	5.4公克
蛋白質	2.5公克
脂肪	0.3公克

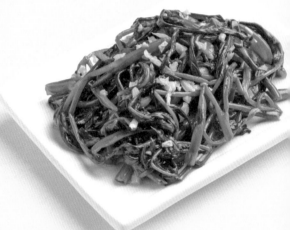

熱量	65大卡
醣類	12.2公克
蛋白質	3.8公克
脂肪	0.8公克

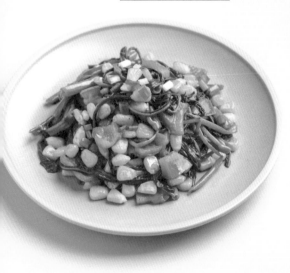

玉米粒炒空心菜

材料 空心菜300公克，玉米粒100公克，青椒50公克。
調味料 鹽3公克，蔥花、薑末、蒜末各適量。
作法

1. 空心菜洗淨，入滾水中汆燙，瀝乾，切段；青椒洗淨，去蒂及籽，切塊。
2. 鍋內倒油燒至7成熱，爆香薑末、蒜末，倒玉米粒、空心菜段、青椒塊炒熟，加鹽調勻，最後再撒上蔥花即可。

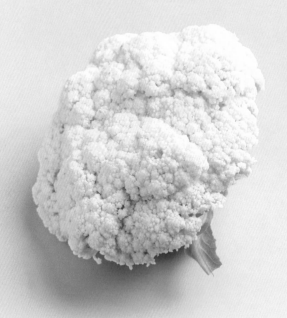

白花菜
抗氧化，促便

熱量：26大卡／100公克	
GI值：15	
推薦用量：100公克／天	
有效控糖吃法：炒食、涼拌	
控糖關鍵營養素：鉻、維生素C	

- 熱量　　　37大卡
- 醣類　　　7.4公克
- 蛋白質　　2.1公克
- 脂肪　　　0.5公克

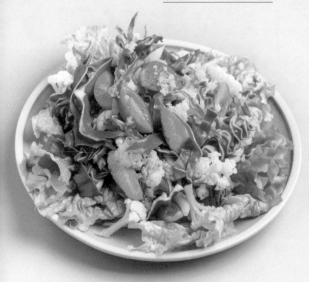

蔬菜花園沙拉 涼菜

材料 白花菜、生菜、紫甘藍各100公克，小番茄、草莓各50公克，藜麥5公克，檸檬20公克。

作法

1. 白花菜洗淨，分成小朵，入開水中燙熟，撈出瀝乾；生菜洗淨，撕片；紫甘藍洗淨，切絲；小番茄、草莓洗淨，切成角；藜麥洗淨，煮熟。

2. 將生菜片鋪在盤上，白花菜、紫甘藍、小番茄、草莓按喜歡的方式擺在盤中，撒上藜麥後，再擠上檸檬汁即可。

茄汁白花菜

材料 白花菜300公克，番茄150公克。

調味料 鹽3公克。

作法

1. 白花菜洗淨，分成小朵，放入滾水中煮熟，撈出瀝乾；番茄洗淨，切成小塊。

2. 鍋內倒油燒至7成熟，倒入番茄塊翻炒至軟化，再倒入白花菜，最後加入鹽調味即可。

- 熱量 36大卡
- 醣類 6.6公克
- 蛋白質 2.6公克
- 脂肪 0.3公克

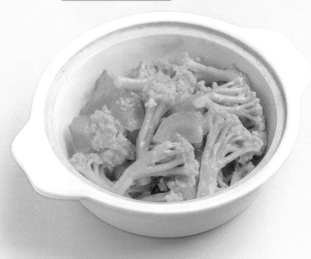

- 熱量 46大卡
- 醣類 4.1公克
- 蛋白質 5.1公克
- 脂肪 1.2公克

白花菜炒肉片

材料 白花菜250公克，瘦豬肉50公克。

調味料 鹽1公克，生抽3公克，蔥花、薑末、蒜末各5公克。

作法

1. 白花菜洗淨，分成小朵，汆燙至8分熟；瘦豬肉洗淨，切片，放入鍋中燙熟。

2. 炒鍋倒入植物油燒至7成熟，下薑末、蒜末炒出香味，倒入肉片翻炒片刻，再倒入白花菜翻炒，加適量的水和生抽。

3. 待白花菜熟透，加入鹽調味，撒上蔥花即可。

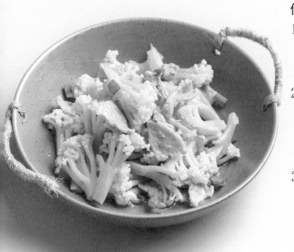

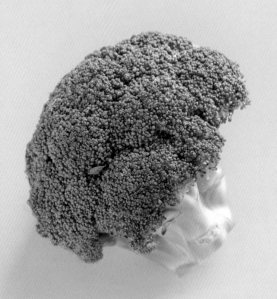

青花菜
提高胰島素敏感性

熱量：36大卡／100公克	
GI值：15	
推薦用量：50～100公克／天	
有效控糖吃法：炒食、涼拌	
控糖關鍵營養素：紅蘿蔔素、膳食纖維	

- 熱量　　　45大卡
- 醣類　　　6.1公克
- 蛋白質　　4.4公克
- 脂肪　　　0.6公克

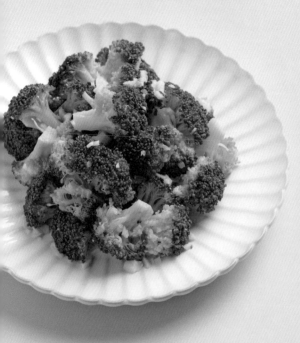

蒜蓉青花菜

材料 青花菜300公克，蒜蓉20公克。
調味料 鹽3公克，香油少許。
作法
1. 青花菜洗淨，去柄，分成小朵。
2. 鍋置爐火上，倒入清水煮滾，將青花菜汆燙一下，撈出。
3. 鍋內放油，燒至6成熟，將蒜蓉下鍋爆香，倒入青花菜，加鹽翻炒至熟，再點香油調味即可。

汆燙減少用油量

青花菜用開水汆燙過後不僅口感更好，並且能夠減少用油量，有利於控血糖。

清炒雙花

• 熱量	24大卡
• 醣類	4.0公克
• 蛋白質	2.6公克
• 脂肪	0.4公克

材料 青花菜、白花菜各150公克。

調味料 蒜片5公克，鹽少許。

作法

1. 青花菜和白花菜分成小朵，沖洗乾淨，放入滾水中燙熟，撈出後放涼備用。

2. 鍋內倒油燒至6成熱，加蒜片爆香，放入青花菜和白花菜，加鹽，翻炒均勻即可。

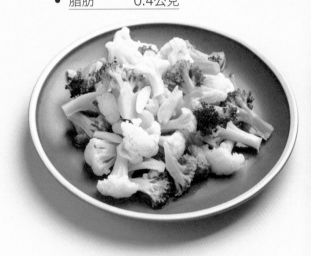

蝦仁炒青花菜

• 熱量	80大卡
• 醣類	3.7公克
• 蛋白質	15.2公克
• 脂肪	1.3公克

材料 蝦仁80公克，青花菜300公克。

調味料 料酒10公克，美極鮮味露（maggi sauce）、蒜末各5公克。

作法

1. 青花菜去柄，分成小朵，洗淨，用滾水汆燙；蝦仁洗淨，去腸泥，入滾水汆燙，放涼，瀝水。

2. 鍋內倒油燒至6成熱，放入蒜末爆香，加入蝦仁翻炒。

3. 烹入料酒，倒入青花菜大火爆炒，加入美極鮮味露（maggi sauce）調味即可。

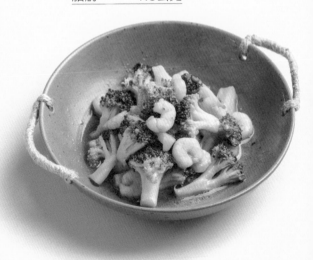

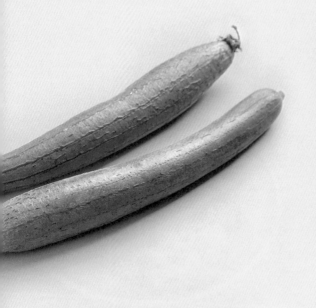

絲瓜
利尿，控糖

熱量：21大卡／100公克	
推薦用量：60～100公克／天	
有效控糖吃法：炒食、煲湯	
控糖關鍵營養素：皂苷、瓜氨酸	

雞蛋炒絲瓜

- 熱量   79大卡
- 醣類   5.3公克
- 蛋白質   6.3公克
- 脂肪   3.7公克

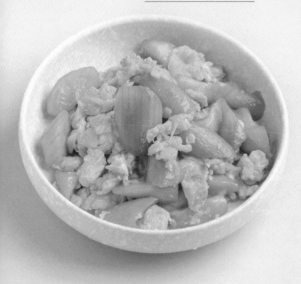

材料 絲瓜300公克，雞蛋2個（120公克）。

調味料 鹽3公克，薑末、蔥末、蒜末各5公克。

作法

1. 絲瓜洗淨後去皮，再沖洗一次，切滾刀塊，汆燙後撈出瀝乾。
2. 雞蛋打入碗中攪散，炒熟後盛出。
3. 鍋留底油燒熱，爆香薑末、蔥末、蒜末，放入絲瓜塊翻炒，加入雞蛋，加鹽炒勻即可。

烹調絲瓜菜肴宜清淡少油

烹調絲瓜時，宜清淡少油，這樣除了能體現絲瓜的香嫩爽口、保持其青翠的色澤外，還能充分利用其所含的營養物質，最大限度發揮控糖功效。

毛豆燒絲瓜

• 熱量	61大卡
• 醣類	7.0公克
• 蛋白質	5.2公克
• 脂肪	1.8公克

材料 絲瓜250公克，毛豆100公克。

調味料 蔥絲、薑末、鹽各3公克，水澱粉少許。

作法

1. 絲瓜去皮，洗淨，切塊；毛豆剝粒，洗淨。

2. 鍋內倒油燒至7成熱，煸香蔥絲、薑末，放毛豆粒、水煮10分鐘後盛出備用。

3. 油鍋再次燒熱，下絲瓜塊炒軟，倒入毛豆粒，加鹽，再用水澱粉勾芡即可。

注：水澱粉是將水和乾粉混合以用於勾芡，乾粉可使用太白粉、玉米澱粉、綠豆粉等。

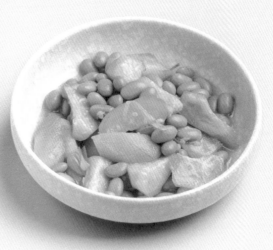

魚丸絲瓜湯

• 熱量	32大卡
• 醣類	2.7公克
• 蛋白質	3.6公克
• 脂肪	1.0公克

材料 草魚肉50公克，絲瓜200公克。

調味料 蔥花、薑片各10公克，鹽、胡椒粉、香油各3公克。

作法

1. 草魚肉洗淨，切碎；絲瓜洗淨，去皮，切塊。

2. 鍋內加水煮開，下入蔥花、薑片，水滾後再煮2分鐘，撈出蔥薑後，留下蔥薑水。

3. 將蔥薑水倒入盆內，再放上魚肉、鹽和胡椒粉拌勻後揉20分鐘，捏成魚丸。

4. 鍋內倒水煮滾，放入絲瓜塊、魚丸煮至魚丸漂起，最後加鹽、香油調味即可。

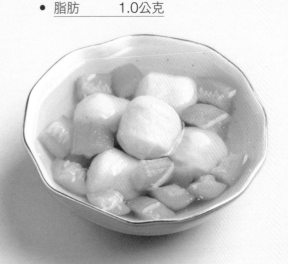

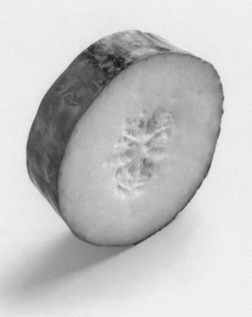

冬瓜
有助於2型糖尿病患者減肥

熱量：12大卡／100公克	
推薦用量：100公克／天	
有效控糖吃法：燉煮、炒食	
控糖關鍵營養素：丙醇二酸、葫蘆巴鹼	

- 熱量　　　　12大卡
- 醣類　　　　2.6公克
- 蛋白質　　　0.4公克
- 脂肪　　　　0.2公克

紅燒冬瓜 熱菜

材料 冬瓜300公克。

調味料 蔥段、醬油各5公克，醋6公克，香菜段適量。

作法

1. 冬瓜洗淨，去皮去籽，切成小塊。

2. 鍋內倒油燒至6成熱，下入蔥段爆香，放入冬瓜塊翻炒至半透明時，調入醬油，加入沒過冬瓜的清水，煮至冬瓜變透明狀時，加醋調味，最後撒上香菜段即可。

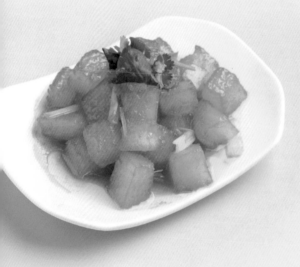

肉末冬瓜

材料 冬瓜400公克，瘦豬肉50公克，枸杞子5公克。

調味料 蔥末、薑末各5公克，鹽3公克。

作法

1. 瘦豬肉洗淨，剁成末；枸杞子浸泡備用；冬瓜洗淨，去皮去籽，切成厚片，整齊地擺放盤中。

2. 鍋中倒油燒至7成熱，放入蔥末、薑末炒香，放肉末炒散，加鹽炒勻盛出後，放在冬瓜片上，再放入枸杞籽，入蒸鍋蒸8分鐘即可。

熱量	41大卡
醣類	4.5公克
蛋白質	4.0公克
脂肪	1.3公克

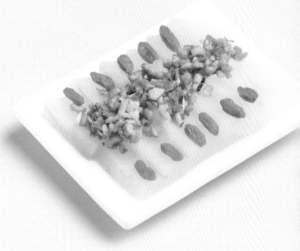

海帶冬瓜湯

材料 冬瓜150公克，泡發海帶50公克。

調味料 鹽、蔥段各適量。

作法

1. 將冬瓜洗淨，去皮、去瓤，切塊；海帶洗淨，切塊備用。

2. 鍋置爐火上，倒適量清水，放入冬瓜塊、海帶塊煮滾，出鍋前撒上蔥段，放入少許鹽調味即可。

熱量	7大卡
醣類	1.6公克
蛋白質	0.4公克
脂肪	0.1公克

烹飪冬瓜時要少放鹽

烹製冬瓜時，鹽要少放、晚放，這樣口感較好，也做到了低鹽的效果。尤其是煲冬瓜湯時，更應清淡，在出鍋前加少許鹽即可。

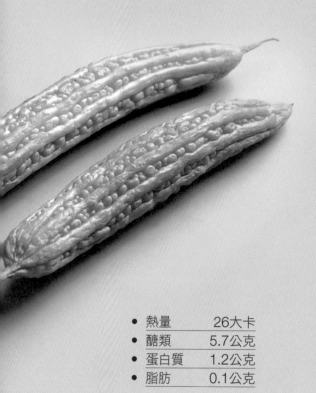

苦瓜

減輕胰島負擔

熱量：22大卡／100公克	
推薦用量：50～100公克／天	
有效控糖吃法：涼拌、炒食	
控糖關鍵營養素：苦瓜皂苷、維生素C	

- 熱量　　　26大卡
- 醣類　　　5.7公克
- 蛋白質　　1.2公克
- 脂肪　　　0.1公克

涼拌苦瓜

材料 苦瓜350公克。

調味料 鹽3公克，代糖4公克，蒜末、醋各5公克，香油、花椒、乾辣椒段各少許。

作法

1. 苦瓜洗淨，切開，去瓤，切成片，燙熟後撈出放涼，瀝乾水分。

2. 將苦瓜片和蒜末、鹽、代糖、醋、香油拌勻。

3. 鍋置爐火上，倒油燒熱後放入花椒、乾辣椒段煸炒出香味，淋在苦瓜片上即可。

苦瓜不宜浸泡除苦味

苦瓜越苦，其苦瓜皂苷（被證實具有控糖功效）含量就越高，因此不建議涼拌時用鹽水浸泡去除苦味。

白灼苦瓜

材料 苦瓜450公克。

調味料 生抽、醋各8公克，蒜末6公克，
鹽、代糖各3公克。

作法

1. 苦瓜洗淨，切開去瓤，切片，燙熟，撈
   出備用。

2. 鍋內倒油燒至7成熟，放蒜末炒香後澆
   到苦瓜上。

3. 將適量溫水、生抽、醋、代糖和鹽調成
   醬汁，倒入鍋中煮開，最後將醬汁淋到
   苦瓜上即可。

- 熱量　　　　33大卡
- 醣類　　　　7.4公克
- 蛋白質　　　1.5公克
- 脂肪　　　　0.2公克

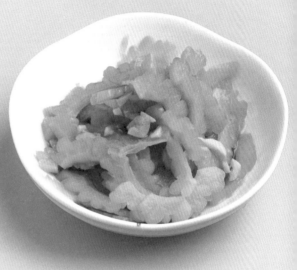

急火快煮營養損失少

苦瓜宜用急火快煮的方式烹飪，不需要烹調
得過於熟爛，這樣可以比較好地保留其控糖
成分。

苦瓜炒肉片

材料 苦瓜400公克，瘦豬肉100公克。

調味料 鹽、生抽、代糖各3公克，蔥段、薑
片、蒜末各5公克。

作法

1. 苦瓜洗淨，切開去瓤，切片；瘦豬肉
   洗淨，切片，加生抽醃漬。

2. 鍋內倒油燒熱，爆香蔥段、薑片、蒜
   末，炒香肉片，再放入苦瓜片炒熟，加
   鹽調味，調入代糖炒勻即可。

- 熱量　　　　77大卡
- 醣類　　　　7.0公克
- 蛋白質　　　8.1公克
- 脂肪　　　　2.2公克

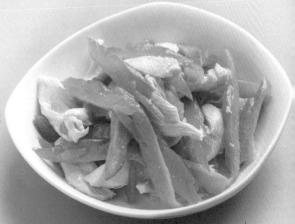

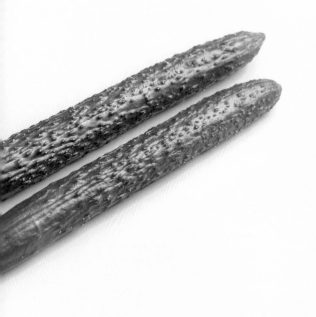

小黃瓜
適合糖尿病患者充饑

熱量：16大卡／100公克
GI值：15
推薦用量：100公克／天
有效控糖吃法：涼拌、生食
控糖關鍵營養素：葡萄糖苷、丙醇二酸

拍黃瓜 涼菜

- 熱量　　　23大卡
- 醣類　　　2.8公克
- 蛋白質　　1.0公克
- 脂肪　　　0.9公克

材料 小黃瓜250公克，熟黑芝麻5公克。
調味料 鹽3公克，蒜末、醋、香菜末各適量，香油2公克。

作法

1. 小黃瓜洗淨，用刀拍至微碎，切塊備用。
2. 將小黃瓜塊放在盤中，加鹽、蒜末、醋、香菜末和香油拌勻，撒上熟黑芝麻即可。

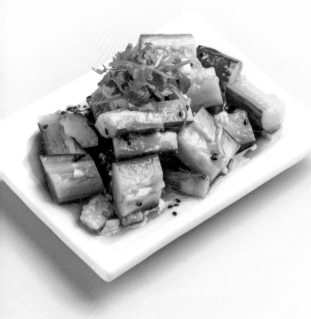

小黃瓜拍扁就行，別拍太碎

涼拌小黃瓜時最好用拍的方式，用刀背將小黃瓜拍扁，不要拍得太碎，以免造成營養成分的流失。大蒜和醋都有助於控血糖，涼拌時適量加入一些，不僅可以殺菌解毒，還可以幫助控血糖。

豆皮炒黃瓜

材料 小黃瓜200公克，紅蘿蔔50公克，
　　　 豆腐皮100公克。

調味料 生抽、料酒各6公克，蒜末5公
　　　　 克，鹽2公克。

作法

1. 小黃瓜洗淨，切片；紅蘿蔔洗淨，
   切片，燙熟，撈出；豆腐皮洗淨，
   切條。

2. 鍋內倒油燒至7成熱，爆香蒜末，放
   入小黃瓜片、紅蘿蔔片和豆腐皮翻
   炒均勻，加入生抽、料酒翻勻，加
   鹽調味即可。

- 熱量　　　165大卡
- 醣類　　　7.5公克
- 蛋白質　　17.9公克
- 脂肪　　　7.8公克

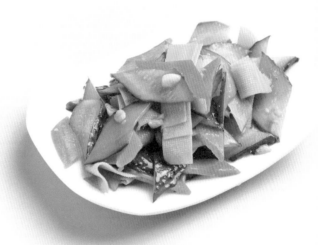

小黃瓜是加餐的好選擇

糖尿病患者不妨隨身攜帶1根小黃瓜。小黃瓜的含糖量
不到5%，且能增加飽腹感，對糖尿病患者而言是不錯
的解饞食品。在2餐之間感到饑餓時，吃上1根或半根黃
瓜，相當於加餐1次。

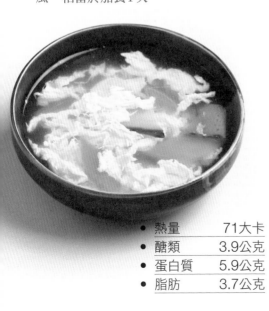

黃瓜蛋花湯

材料 小黃瓜150公克，雞蛋2個（120公
　　　 克），紅蘿蔔50公克。

調味料 鹽3公克。

作法

1. 小黃瓜洗淨，切薄片；雞蛋打散，
   攪勻； 紅蘿蔔洗淨，切薄片，燙熟
   備用。

2. 鍋內倒適量清水煮開，倒入紅蘿蔔
   片、小黃瓜片煮滾後，再倒入打散
   的蛋液攪勻，加鹽調味即可。

- 熱量　　　71大卡
- 醣類　　　3.9公克
- 蛋白質　　5.9公克
- 脂肪　　　3.7公克

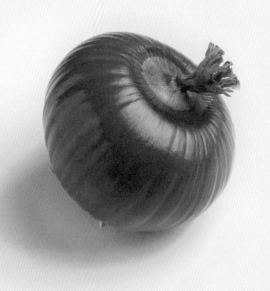

洋蔥

保護胰島細胞

熱量：40大卡／100公克	
推薦用量：50公克／天	
有效控糖吃法：涼拌、炒食	
控糖關鍵營養素：槲皮素	

- 熱量　　　36大卡
- 醣類　　　7.9公克
- 蛋白質　　1.2公克
- 脂肪　　　0.2公克

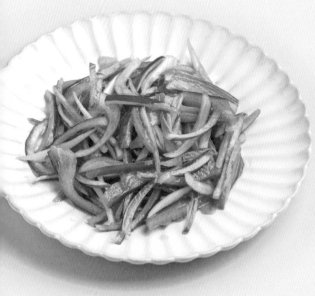

涼拌洋蔥 涼菜

材料 洋蔥200公克，青椒100公克。

調味料 醋8公克，醬油5公克，香油少許。

作法

1. 洋蔥洗淨，切絲；青椒洗淨，去蒂及籽，切細絲。

2. 將洋蔥絲、青椒絲放盤中，加入醋、醬油、香油拌勻即可。

涼拌控糖效果好

洋蔥涼拌能最大限度發揮其降血脂、控血糖的功效。但是洋蔥一次不宜食用太多，否則會導致脹氣和排氣過多。

洋蔥炒蛋

• 熱量	84大卡
• 醣類	7.1公克
• 蛋白質	6.1公克
• 脂肪	3.7公克

材料 洋蔥200公克，雞蛋2個（120公克）。

調味料 鹽2公克，薑片適量。

作法

1. 洋蔥洗淨，切片；雞蛋加點鹽打散，放油鍋中炒成散蛋，盛出備用。

2. 鍋中留底油，油熱後加薑片爆香，倒入洋蔥片翻炒，倒入散蛋略翻炒，加鹽調味即可。

洋蔥炒至嫩脆最佳

使用洋蔥炒菜，宜烹炒至嫩脆且有一些微辣為佳，能防止烹飪時間過長導致營養物質被破壞，這樣對糖尿病患者更加有益。

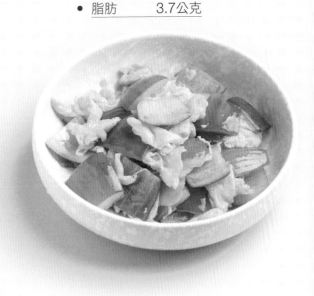

洋蔥炒肉絲

• 熱量	51大卡
• 醣類	6.3公克
• 蛋白質	4.1公克
• 脂肪	1.2公克

材料 洋蔥200公克，瘦豬肉50公克。

調味料 蔥末、蒜末各5公克，醬油、料酒各3公克，鹽2公克。

作法

1. 洋蔥去皮，洗淨，切片；瘦豬肉洗淨，切絲，用醬油、料酒醃漬10分鐘備用。

2. 鍋內倒油燒至7成熱，爆香蔥末、蒜末，滑入肉片迅速炒散，至變色後加入洋蔥片翻炒，直到炒出香味，加鹽調味即可。

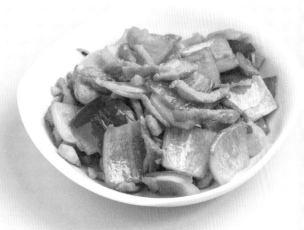

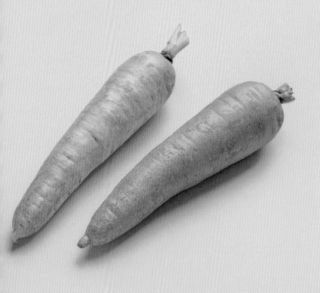

紅蘿蔔
預防糖尿病併發心血管病

熱量：46大卡／100公克	
GI值：71	
推薦用量：50～100公克／天	
有效控糖吃法：炒食、燉湯	
控糖關鍵營養素：紅蘿蔔素、維生素C	

- <u>熱量</u>　　　98大卡
- <u>醣類</u>　　　8.9公克
- <u>蛋白質</u>　　8.1公克
- <u>脂肪</u>　　　3.6公克

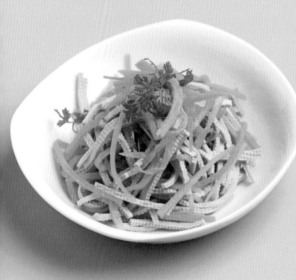

干絲拌紅蘿蔔 涼菜

材料 紅蘿蔔200公克，干絲100公克。
調味料 鹽3公克，香菜適量，香油2公克。
作法
1. 將干絲洗淨，切成短段，放入滾水中煮熟；紅蘿蔔洗淨，切成細絲，放入滾水中汆燙一下。
2. 將紅蘿蔔絲、干絲放入盤內，加鹽、香菜和香油拌勻即可。

吃紅蘿蔔時宜細嚼慢嚥

吃紅蘿蔔時，如果狼吞虎嚥吃下去，只能吸收其中很少一部分紅蘿蔔素，而細嚼慢嚥可增加營養物質的吸收。

紅蘿蔔炒肉絲

- 熱量　　　69大卡
- 醣類　　　7.2公克
- 蛋白質　　6.3公克
- 脂肪　　　1.8公克

材料 紅蘿蔔200公克，瘦豬肉80公克。

調味料 蔥絲、薑絲各4公克，鹽3公克，生抽、料酒、醬油各5公克。

作法

1. 紅蘿蔔洗淨，切絲；瘦豬肉洗淨，切絲，用料酒、醬油、生抽醃漬5分鐘。

2. 鍋內倒油燒至7成熱，用蔥絲、薑絲熗鍋，下入肉絲翻炒至變色，盛出。

3. 鍋底留油燒熱，放入紅蘿蔔絲煸炒，加鹽和適量水，稍燜，待紅蘿蔔絲熟時，加肉絲翻炒均勻即可。

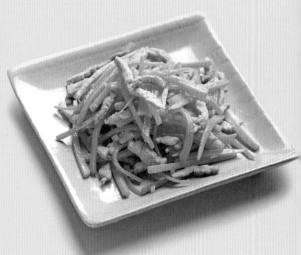

紅蘿蔔燉羊肉

- 熱量　　　235大卡
- 醣類　　　8.1公克
- 蛋白質　　20.0公克
- 脂肪　　　14.3公克

材料 紅蘿蔔、羊肉各300公克。

調味料 蔥段、薑片、香蔥段、料酒各適量，鹽3公克。

作法

1. 紅蘿蔔洗淨，切塊；羊肉洗淨，切塊，入滾水中煮熟，撈出。

2. 鍋內倒油燒至6成熱，放入蔥段、薑片炒香，倒入羊肉塊和紅蘿蔔塊翻炒均勻，調入料酒，加適量清水大火煮滾，轉小火煮至羊肉熟透，用鹽調味，撒上香蔥段即可。

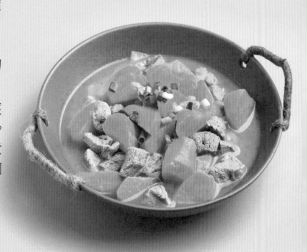

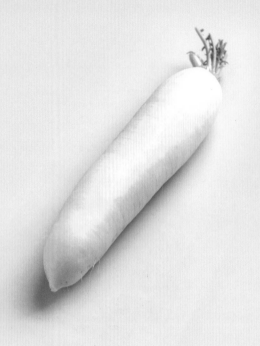

白蘿蔔

降低餐後血糖，防止便祕

| 熱量：23大卡／100公克 |
| 推薦用量：100公克／天 |
| 有效控糖吃法：涼拌、燉湯 |
| 控糖關鍵營養素：可溶性膳食纖維 |

- 熱量　　　25大卡
- 醣類　　　5.4公克
- 蛋白質　　1.0公克
- 脂肪　　　0.1公克

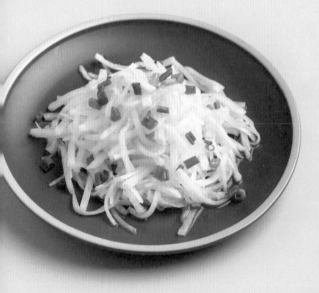

蔥油蘿蔔絲 涼菜

材料 白蘿蔔300公克，大蔥20公克。
調味料 鹽、香油各3公克，蔥花適量。
作法

1. 白蘿蔔洗淨，去皮，切絲，用鹽醃漬，瀝水，擠乾；大蔥洗淨後，切絲備用。

2. 鍋置爐火上，倒油燒至6成熱，下蔥絲炸出香味，澆在蘿蔔絲上拌勻，撒上蔥花即可。

蘿蔔的分段式吃法

白蘿蔔頂部的3～5公分處，維生素C的含量最多，烹飪宜切絲、條、快速烹調，以防止維生素C被大量破壞。白蘿蔔中段到尾段含有的澱粉酶和芥子油較豐富，削皮生吃是糖尿病患者代替水果的上選。

清炒蘿蔔條

材料 白蘿蔔300公克。

調味料 香菜段10公克，蔥末、薑末各5
公克，鹽3公克，花椒2公克。

作法

1. 白蘿蔔洗淨，切條。

2. 鍋內倒油燒至7成熱，放入花椒、蔥
末、薑末爆香，放入蘿蔔條炒勻，
再加少許水略燜1分鐘。

3. 待蘿蔔條快熟時，撒上香菜段，加
鹽調味即可。

- 熱量 　　　　23大卡
- 醣類 　　　　5.0公克
- 蛋白質 　　　0.9公克
- 脂肪 　　　　0.1公克

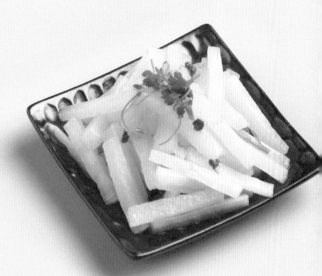

- 熱量 　　　　13大卡
- 醣類 　　　　2.1公克
- 蛋白質 　　　1.4公克
- 脂肪 　　　　0.1公克

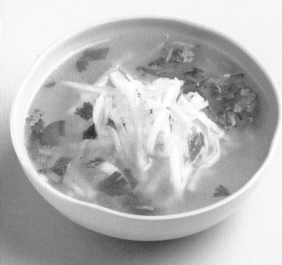

蝦皮蘿蔔湯

材料 白蘿蔔150公克，蝦皮10公克。

調味料 胡椒粉、香菜末、薑末、香油各
適量。

作法

1. 白蘿蔔洗淨，去皮，切成絲。

2. 鍋內加入適量清水、薑末，煮滾
後，放入白蘿蔔絲煮至軟，放入蝦
皮，加入適量的胡椒粉、香油調
味，最後撒上香菜末即可。

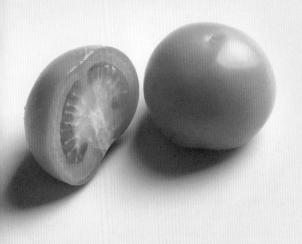

番茄
減少胰島細胞的損害

熱量：19大卡／100公克
GI值：15
推薦用量：100～200 公克／天
有效控糖吃法：炒食、煲湯、生食
控糖關鍵營養素：番茄紅素

- 熱量　　　66大卡
- 醣類　　　7.5公克
- 蛋白質　　3.0公克
- 脂肪　　　3.3公克

涼拌番茄 涼菜

材料 番茄350公克，洋蔥、小黃瓜各50公克，熟花生20公克。

調味料 香菜段、蒜末各10公克，鹽5公克。

作法

1. 番茄洗淨，切片；洋蔥洗淨，切片；小黃瓜洗淨，切片。

2. 將番茄片、洋蔥片、小黃瓜片、香菜段、熟花生盛盤，倒入蒜末和鹽，拌勻即可。

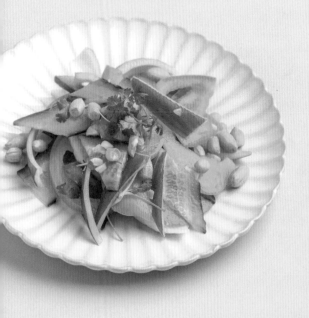

番茄炒蛋 熱菜

● 熱量	74大卡
● 醣類	4.5公克
● 蛋白質	6.1公克
● 脂肪	3.7公克

材料 番茄250公克，雞蛋2個（120 公克）。

調味料 蔥花5公克，鹽3公克，代糖少許。

作法

1. 番茄洗淨，去皮，切塊。

2. 將雞蛋打入碗中，攪成蛋液，放油鍋中炒熟後盛出。

3. 鍋內倒油燒至7成熟，爆香蔥花，放入番茄塊翻炒，待番茄出汁，放入炒好的蛋翻炒，加鹽、代糖炒勻即可。

番茄生吃、熟吃營養不同

番茄生吃、熟吃都很美味，生吃更有利於吸收維生素C，熟吃更有利於吸收番茄紅素。番茄紅素有很強的清除氧自由基和抗氧化作用，可減少對胰島細胞及胰島素受體的損害，提高胰島素品質和受體敏感性，幫助調血糖。

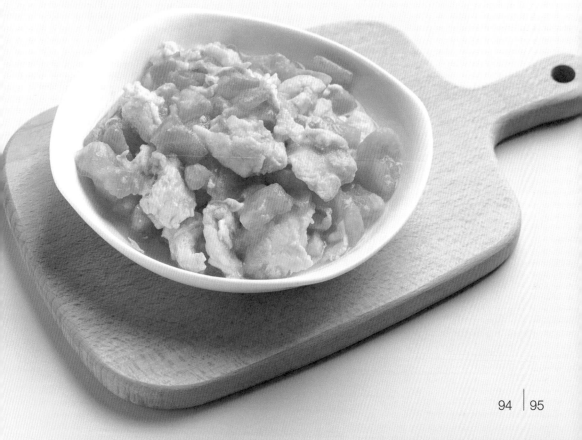

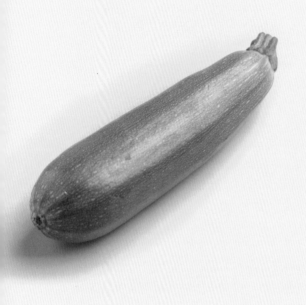

櫛瓜
糖尿病患者的優選食物

熱量：19大卡／100公克
推薦用量：100公克／天
有效控糖吃法：炒食
控糖關鍵營養素：瓜氨酸、天門冬胺酸、葫蘆巴鹼

- <u>熱量</u>　　　19大卡
- <u>醣類</u>　　　3.8公克
- <u>蛋白質</u>　　0.8公克
- <u>脂肪</u>　　　0.2公克

清炒櫛瓜 熱菜

材料 櫛瓜300公克。
調味料 醋10公克，蔥末8公克，薑片5公克，鹽3公克。
作法
1. 櫛瓜洗淨，切片。
2. 鍋內倒油燒至7成熱，放入蔥末、薑片炒香，放櫛瓜片翻炒。
3. 櫛瓜片快熟時，再倒入醋和鹽炒熟即可。

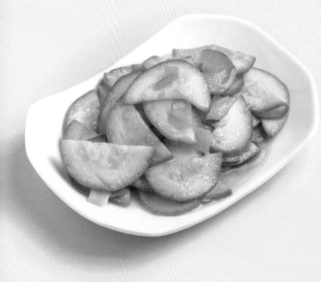

炒製時油溫別過高

炒櫛瓜時，別等油冒煙了再熗鍋，否則高溫加熱容易產生致癌物質，對健康不利。此外，最後放鹽可以減少食材對鹽的吸收，降低人體對鹽的攝入量。

櫛瓜肉片湯

材料 櫛瓜250公克，瘦豬肉100公克。

調味料 澱粉5公克，鹽、香油各3公克，胡椒粉2公克。

作法

1. 櫛瓜洗淨，去蒂，切片；瘦豬肉洗淨，切片，加鹽、澱粉抓拌一下，燙熟。

2. 鍋內倒油燒至7成熱，放入肉片、櫛瓜片翻炒，再加適量的開水，大火煮滾後加入胡椒粉、香油即可。

- 熱量　　　64大卡
- 醣類　　　3.7公克
- 蛋白質　　7.4公克
- 脂肪　　　2.2公克

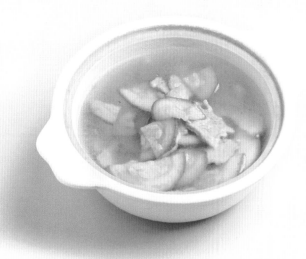

- 熱量　　　319大卡
- 醣類　　　54.4公克
- 蛋白質　　14.9公克
- 脂肪　　　4.9公克

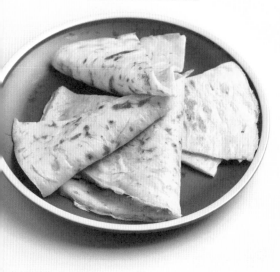

糊塌子 主食

材料 麵粉200公克，雞蛋2個（120公克），櫛瓜300公克，蝦皮5公克。

調味料 鹽2公克。

作法

1. 櫛瓜洗淨，切成細絲；蝦皮用溫水泡10分鐘，洗淨，撈出。

2. 在盆中加入麵粉、適量的水，邊倒水邊攪動，再加入雞蛋、蝦皮、鹽攪勻，最後放入櫛瓜絲攪勻成糊。

3. 沾不沾鍋加底油燒熱，加入一勺麵糊，轉動鍋使麵糊呈圓形狀，加蓋煎2分鐘，翻面後再煎至表面呈金黃色即可盛盤。

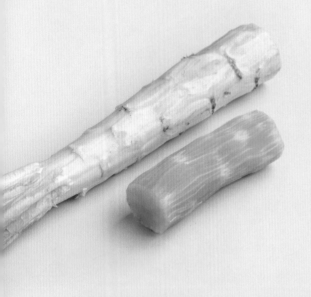

萵筍
改善糖代謝

熱量：15大卡／100公克	
GI值：15	
推薦用量：50～100公克／天	
有效控糖吃法：炒食、涼拌	
控糖關鍵營養素：膳食纖維	

- 熱量　　　17大卡
- 醣類　　　3.2公克
- 蛋白質　　1.1公克
- 脂肪　　　0.1公克

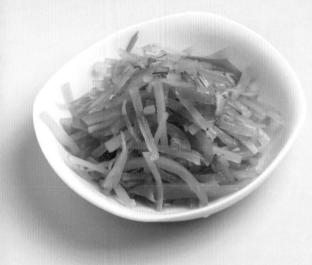

蔥油萵筍絲

材料 萵筍300公克，紅甜椒20公克。
調味料 蔥花10公克，生抽3公克，香油2
　　　　公克。
作法
1. 萵筍去皮，洗淨，切成絲；紅甜椒
   洗淨，去蒂及籽，切絲。
2. 將萵筍絲、紅甜椒絲裝盤，倒入生
   抽，撒上部分蔥花。
3. 鍋內倒油燒至7成熱，放剩下的蔥花
   和香油炒出香味，澆在萵筍絲、紅
   甜椒絲上即可。

萵筍做菜要少放鹽

萵筍怕鹹，鹽要少放，不僅可防止營養成分流失，還能更好地發揮萵筍調節血糖的
作用。吃萵筍時，莖葉都要吃，葉子簡單炒一下就可以，這樣能保證絕大部分營養
的吸收。本菜用生抽代替了鹽。

海蜇拌萵筍

材料 海蜇皮100公克，萵筍300公克。
調味料 鹽、香油各3公克，醋10公克，
香菜段適量。
作法
1. 海蜇皮用清水浸泡去鹽分，洗淨，
切絲，入滾水中汆燙，撈出瀝乾；
萵筍去皮，洗淨，切絲。
2. 取盤，放入萵筍絲和海蜇皮絲，用
鹽、醋和香油調味，再撒上香菜段
即可。

- 熱量　　　26大卡
- 醣類　　　4.1公克
- 蛋白質　　2.2公克
- 脂肪　　　0.2公克

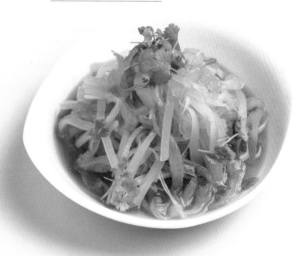

- 熱量　　　82大卡
- 醣類　　　5.9公克
- 蛋白質　　6.8公克
- 脂肪　　　3.7公克

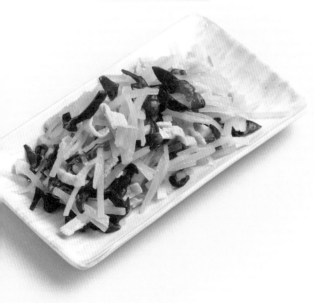

雞蛋木耳炒萵筍

材料 萵筍300公克，泡發木耳
100公克，雞蛋2個（120公
克）。
調味料 鹽3公克。
作法
1. 萵筍去皮，洗淨，切絲；木
耳洗淨，切絲；雞蛋打散後
攪勻。
2. 平底鍋倒油燒至7成熱，倒入
蛋液，轉小火煎成蛋皮，盛
出，放涼，切成蛋絲。
3. 鍋內放油加熱，倒入萵筍絲
和木耳絲翻炒2分鐘，放入鹽
炒勻，再倒入蛋絲翻炒均勻
即可。

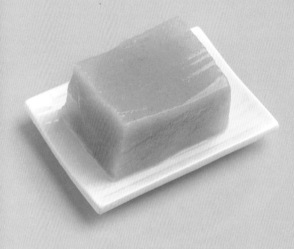

蒟蒻
控糖，通便

熱量：37大卡／100公克	
GI值：17	
推薦用量：50～100公克／天	
有效控糖吃法：涼拌、炒食	
控糖關鍵營養素：膳食纖維	

- 熱量 　　　12大卡
- 醣類 　　　2.8公克
- 蛋白質 　　0.4公克
- 脂肪 　　　0.1公克

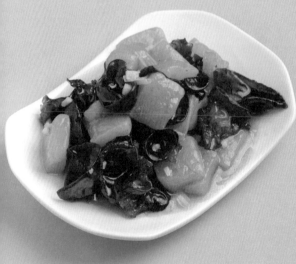

木耳拌蒟蒻

材料 蒟蒻豆腐200公克，泡發木耳50公克。
調味料 生抽5公克，蔥末、蒜末各6公克，
　　　　鹽、胡椒粉各2公克。

作法
1. 蒟蒻豆腐切厚片，燙熟；木耳洗淨，燙熟；將蒟蒻豆腐和木耳一起放入盤中。
2. 鍋內倒油燒熱，放入蔥末和蒜末爆香，再加入生抽、胡椒粉、鹽，以小火炒勻，澆在蒟蒻豆腐和木耳上，一起拌勻即可。

讓蒟蒻豆腐更入味的方法

蒟蒻豆腐不易入味，烹飪時可加些檸檬汁或胡椒粉來調味，最後出鍋時放鹽，這樣可減少鹽的攝入量。

時蔬炒蒟蒻 熱菜

材料 蒟蒻豆腐300公克，青椒、紅甜椒、黃甜椒各50公克，紫甘藍100公克。

調味料 蒜片10公克，鹽3公克。

作法

1. 將蒟蒻豆腐洗淨，切片，放熱水中汆燙，撈出瀝乾；青椒、紅甜椒、黃甜椒和紫甘藍分別洗淨，切成條。

2. 鍋內倒油燒至7成熱，放入蒜片炒至微黃，再放蒟蒻片翻炒均勻。

3. 加入蔬菜翻炒2分鐘，最後加鹽調味即可。

- 熱量　　　34大卡
- 醣類　　　7.7公克
- 蛋白質　　1.3公克
- 脂肪　　　0.2公克

蒟蒻宜搭配蔬菜一起做菜

蒟蒻經過加工，會流失一些礦物質、維生素，搭配富含礦物質和維生素的蔬菜一起食用，能提高營養價值。

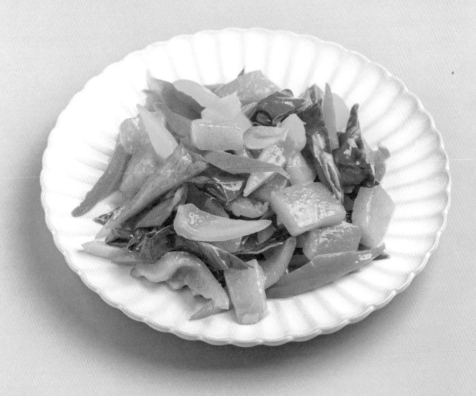

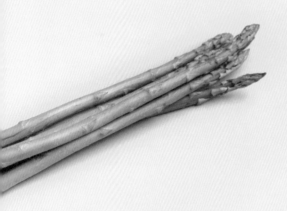

蘆筍

有助於糖尿病患者改善症狀

熱量：22大卡／100公克	
GI值：15	
推薦用量：100公克／天	
有效控糖吃法：炒食	
控糖關鍵營養素：維生素C、蘆丁	

蘆筍蝦仁藜麥沙拉

- 熱量　　　109大卡
- 醣類　　　12.2公克
- 蛋白質　　11.4公克
- 脂肪　　　2.4公克

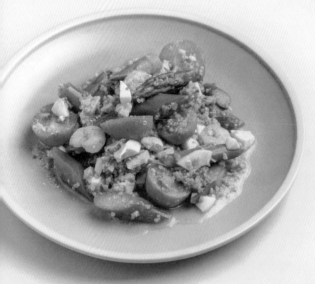

材料 蘆筍200公克，藜麥5公克，蝦仁40公克，小番茄、熟玉米粒各30公克，雞蛋1個（60公克）。

調味料 鹽3公克，橄欖油、醋、蒜末、檸檬汁、黑胡椒粉各適量。

作法

1. 藜麥洗淨，放入熱水中煮12分鐘，撈出，瀝乾，放涼。

2. 雞蛋洗淨，煮熟，剝殼，切碎；蘆筍洗淨，去根部，切小段；蝦仁洗淨，挑去腸泥；小番茄洗淨，對半切開。

3. 將橄欖油、醋、蒜末、檸檬汁、鹽、黑胡椒粉攪勻成油醋汁。

4. 將所有材料放入碗中，加油醋汁拌勻即可。

白灼蘆筍

材料 蘆筍300公克，紅甜椒20公克。

調味料 蔥白絲10公克，蒸魚豉油5公克。

作法

1. 蘆筍洗淨，切除老根，切段；紅甜椒洗淨，去蒂及籽，切成細絲。

2. 鍋內加適量清水煮滾，放入蘆筍段汆燙1～2分鐘，撈出過涼。

3. 將蘆筍段擺入盤中，淋上蒸魚豉油，在上面撒上蔥白絲和紅甜椒絲，拌勻即可。

● 熱量	24大卡
● 醣類	3.4公克
● 蛋白質	1.5公克
● 脂肪	0.1公克

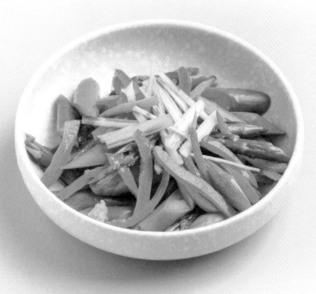

玉米百合炒蘆筍

材料 蘆筍200公克，鮮百合、玉米粒、青椒各50公克。

調味料 蒜末5公克，鹽3公克。

作法

1. 蘆筍洗淨，切除老根，切段，在開水鍋內燙一下，撈出瀝乾；鮮百合洗淨，取花朵備用；青椒洗淨，去蒂及籽，切片。

2. 鍋內倒油燒至7成熱，放入蒜末爆香，再放青椒片、百合煸炒，加入蘆筍段、玉米粒炒熟，撒鹽調味即可。

● 熱量	66大卡
● 醣類	13.2公克
● 蛋白質	2.4公克
● 脂肪	0.3公克

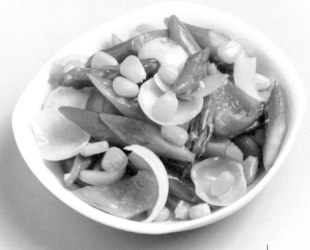

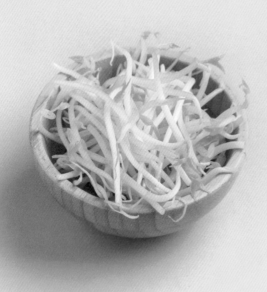

豆芽菜
調脂控糖，清熱利尿

熱量：19大卡／100公克	
推薦用量：50～100公克／天	
有效控糖吃法：涼拌、炒食	
控糖關鍵營養素：膳食纖維、維生素C	

- 熱量 　　　17大卡
- 醣類 　　　2.1公克
- 蛋白質 　　1.7公克
- 脂肪 　　　0.1公克

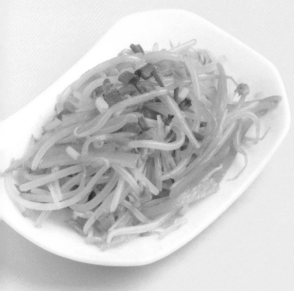

萵筍拌豆芽菜 涼菜

材料 豆芽菜200公克，萵筍80公克。

調味料 醋、生抽、蔥花各5公克，鹽、香油各2公克。

作法

1. 豆芽菜洗淨；萵筍去皮，洗淨，切絲；豆芽菜和萵筍分別用熱水汆燙一下，撈出瀝乾裝盤。

2. 在盤中加入醋、生抽、鹽拌勻，滴上香油，撒上蔥花即可。

烹製豆芽菜時宜加醋

對於糖尿病患者來說，烹製豆芽菜時，鹽不宜放得太多，炒時最好加些醋。醋不只可以減少豆芽菜中維生素C的損失，還有助於穩定血糖。

芹菜炒豆芽菜

材料 豆芽菜300公克，芹菜200公克。
調味料 醋10公克，蒜末、蔥花、薑絲各
　　　　5公克，鹽3公克。

作法

1. 豆芽菜洗淨，汆燙至半透明時撈出
　 瀝乾；芹菜揀好洗淨，切成長段。

2. 鍋內倒油燒至7成熟，放入蔥花、薑
　 絲和蒜末爆香，倒入芹菜段翻炒均
　 勻。

3. 倒入豆芽菜炒至透明，加鹽，出鍋
　 前倒入醋調味即可。

- 熱量　　　　30大卡
- 醣類　　　　4.7公克
- 蛋白質　　　2.6公克
- 脂肪　　　　0.2公克

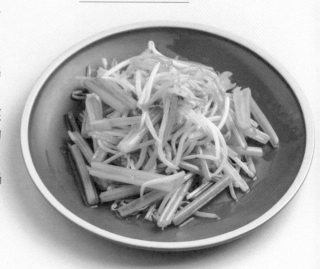

- 熱量　　　　22大卡
- 醣類　　　　3.7公克
- 蛋白質　　　2.2公克
- 脂肪　　　　0.2公克

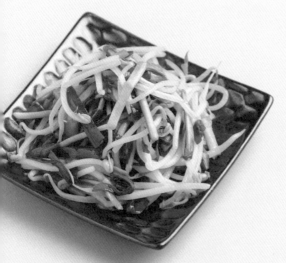

韭菜炒豆芽菜

材料 豆芽菜250公克，韭菜100公克。
調味料 鹽、蔥絲、薑絲、醋各適量。
作法

1. 將豆芽菜摘去頭尾兩端，洗淨，撈
　 出後瀝乾水分；韭菜揀好洗淨，切
　 成長段。

2. 鍋內倒油燒熱，用蔥絲、薑絲熗
　 鍋，隨即倒入豆芽菜略微翻炒，再
　 倒入韭菜段，最後放入鹽、醋翻炒
　 勻即可。

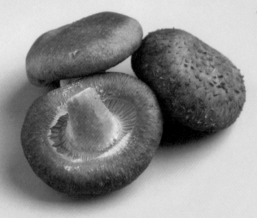

香菇
促進肝糖原合成，減輕糖尿病症狀

熱量：26大卡／100公克	
推薦用量：50公克／天（鮮品）	
有效控糖吃法：炒食、燉湯	
控糖關鍵營養素：香菇多醣	

蠔油香菇筍

材料 鮮香菇200公克，春筍、青花菜各100公克。

調味料 蠔油5公克。

作法

1. 香菇洗淨，對半切開，燙熟後瀝乾；春筍洗淨，去皮，切滾刀塊；青花菜洗淨，分成小朵。

2. 鍋內倒水煮滾，分別放入春筍塊和青花菜汆燙，撈出瀝乾備用。

3. 鍋內倒油燒至7成熱，放入香菇、青花菜和春筍翻炒，倒蠔油炒勻即可。

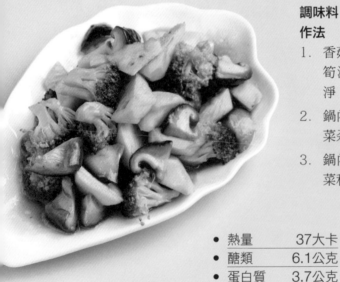

- 熱量　　　37大卡
- 醣類　　　6.1公克
- 蛋白質　　3.7公克
- 脂肪　　　0.5公克

燒二冬 熱菜

材料 鮮香菇150公克，冬筍200公克。

調味料 薑片、蔥段各5公克，鹽3公克，老抽、香油各適量。

作法

1. 香菇洗淨，切成塊狀；冬筍切除老根，冷水下鍋煮10分鐘，取出，切滾刀塊。

2. 鍋內倒油燒熱，煸香薑片和蔥段，放入冬筍塊、香菇塊，調入老抽翻勻，加入適量清水大火煮滾，轉小火煮5分鐘。

3. 轉大火收汁，加鹽調味，滴上香油即可。

- 熱量　　　30大卡
- 醣類　　　6.2公克
- 蛋白質　　1.7公克
- 脂肪　　　0.2公克

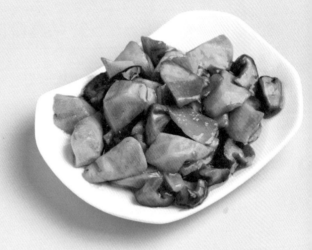

油菜香菇蒟蒻湯 湯羹

材料 油菜80公克，鮮香菇100公克，蒟蒻豆腐、紅蘿蔔各50公克。

調味料 鹽3公克，香油適量。

作法

1. 油菜洗淨，切成小段；鮮香菇洗淨，去蒂，切小塊；蒟蒻豆腐洗淨，切塊；紅蘿蔔洗淨，切圓薄片備用。

2. 鍋中倒入清水大火煮滾，放入香菇塊、蒟蒻塊、紅蘿蔔片煮至8分熟，接著放入油菜段煮熟，加鹽調味後，最後淋上香油即可。

- 熱量　　　50大卡
- 醣類　　　17.0公克
- 蛋白質　　2.1公克
- 脂肪　　　0.2公克

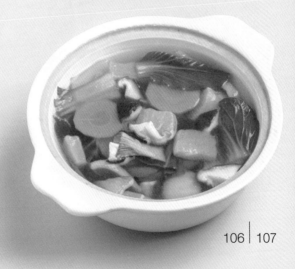

禽畜肉，
每天40～75公克

40～75公克禽畜肉是多少

《中國居民膳食指南（2016）》建議成年人每天攝入禽畜肉類40～75公克。糖尿病患者在禽畜肉的選擇上優選瘦肉（包括去皮禽肉、瘦畜肉）。那麼，40～75公克禽畜肉有多少？一起來看看吧！

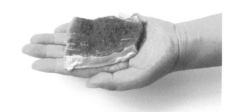

手掌厚度、1掌心的瘦肉
≒50公克

雞肉

去皮雞肉脂肪最少（因為雞的脂肪幾乎都在雞皮中），且富含鉀和煙酸。

牛肉（瘦）

牛肉富含優質蛋白質，能提高機體抗病能力。

肉類營養
各不同

鴨肉

鴨肉富含硒和煙酸，可以保護胰島，對修復胰島細胞及維持其正常分泌有一定作用。

羊肉

優質蛋白質來源，富含煙酸、鐵、鋅。

減少肉類脂肪的烹飪技巧

糖尿病患者吃肉要吃得巧妙，選擇肉類的時候，盡量選脂肪少的瘦肉，富有脂肪的肉（如五花肉）不宜選擇。另外，像臘肉、香腸、鹹肉等最好遠離，吃雞肉、鴨肉時也盡量去皮。

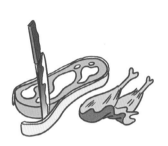

1 在烹飪前去掉肥肉或皮

肥肉和皮等油脂多的部位，應該在烹飪前去掉。

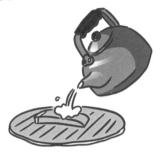

2 淋熱水或汆燙去油脂

像五花肉等油脂多的肉類，可以放在篩網上，用熱水淋一下去除多餘的油脂，也可以汆燙去油。

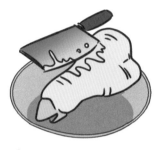

3 切成薄片

將肉切成薄片，可以增加與外界接觸的表面積。所以烹飪過程中，油脂更容易溶出，進而減少油脂的攝入。

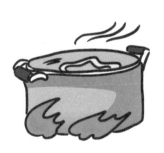

4 撈去油脂和雜質

對於油脂多的肉類，汆燙後，水面會出現一層油脂，去除後再烹飪。或燉肉湯時，等湯微涼後先撈掉湯面浮油再進食。

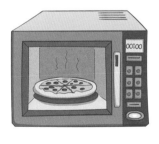

5 使用微波爐做菜

微波爐除了熱菜，還能做很多少油低脂的菜肴。用微波爐做菜，能留住食材原味，使營養不至於流失太多。

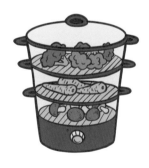

6 多用電鍋或蒸鍋

用電鍋或蒸鍋加熱，也可以去除一些脂質。

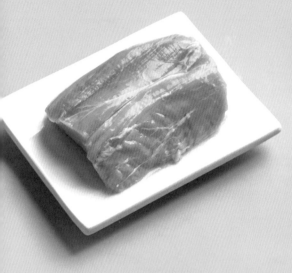

豬肉（瘦）
補充優質蛋白質，消除疲勞

熱量：143大卡／100公克	
推薦用量：40～75公克／天	
有效控糖吃法：炒食	
控糖關鍵營養素：維生素B	

- 熱量　　　142大卡
- 醣類　　　2.7公克
- 蛋白質　　11.6公克
- 脂肪　　　9.6公克

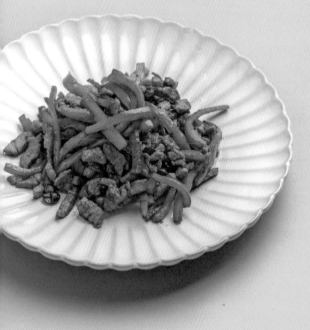

青椒炒肉絲

材料 瘦豬肉150公克，青椒200公克。
調味料 醬油、澱粉、料酒、豆瓣醬、鹽各適量。

作法

1. 豬肉洗淨，切絲，加入鹽、澱粉拌勻；青椒洗淨，去蒂及籽，切成絲備用。

2. 鍋內加油燒8成熱，加入豆瓣醬，炒香後加入肉絲，肉絲炒至8分熟後加入料酒和醬油翻炒均勻，加入青椒絲翻炒片刻即可。

使用豆瓣醬時可不加鹽

豆瓣醬中含較多鹽，因此炒製時不宜再加鹽，這樣對糖尿病患者更有益。

冬瓜瘦肉海帶湯

材料 冬瓜300公克，泡發海帶150公克，瘦豬肉100公克。

調味料 鹽、蔥段各適量。

作法

1. 冬瓜洗淨，去皮、瓤，切塊；海帶泡軟洗淨，切條；瘦豬肉切片，燙熟。

2. 鍋內倒適量清水，放入冬瓜塊、海帶條、瘦肉片煮滾，撒上蔥段，放鹽調味即可。

- 熱量　　143大卡
- 醣類　　2.7公克
- 蛋白質　11.5公克
- 脂肪　　9.5公克

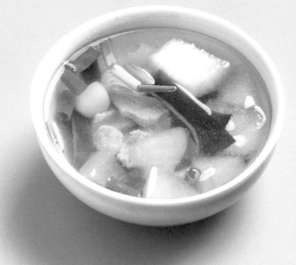

紅蘿蔔餡餅

材料 麵粉、紅蘿蔔各250公克，瘦豬肉100公克。

調味料 鹽3公克，蔥花15公克，生抽、十三香、香油各適量。

作法

1. 瘦豬肉洗淨，切丁；紅蘿蔔洗淨，切末。

2. 將豬肉丁、紅蘿蔔末放碗中，加鹽、生抽、十三香、香油、蔥花和適量清水攪拌均勻，即為餡料。

3. 麵粉加鹽、適量溫水和成麵團，平均分成小塊，擀薄，包入餡料，壓平，即為餡餅。

4. 電餅鐺底部刷上一層油，放入餡餅，蓋上蓋子，煎至兩面金黃。

- 熱量　　374大卡
- 醣類　　69.0公克
- 蛋白質　17.9公克
- 脂肪　　3.7公克

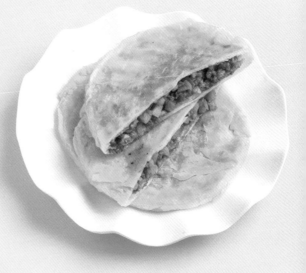

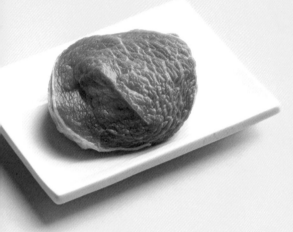

牛肉（瘦）
提高胰島素原轉化為胰島素的能力

熱量：106大卡／100公克
推薦用量：40～75公克／天
有效控糖吃法：燉煮
控糖關鍵營養素：鋅、硒、蛋白質

- 熱量　　　83大卡
- 醣類　　　1.3公克
- 蛋白質　　13.3公克
- 脂肪　　　2.8公克

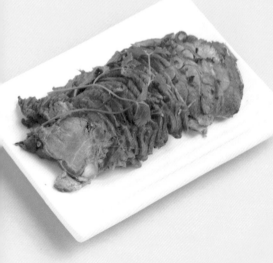

注：此菜因烹製時間較長，可以多做一些，再分幾頓吃完。此處計算的熱量和營養素是按照1人1天食用量來計算的。

五香醬牛肉 涼菜

材料 牛肉600公克。

調味料 薑片、蔥段、蒜片各10公克，老抽、料酒各20公克，鹽4公克，花椒、月桂葉、八角、乾辣椒、白芷、丁香、香菜段各適量。

作法

1. 牛肉洗淨，在肉上平均戳出小孔，以便醃漬入味，放薑片、蒜片、蔥段，加鹽、料酒，抓勻後醃漬2小時。

2. 鍋內放油燒熱，倒入老抽炒勻，接著加入適量清水，再放牛肉，並倒入醃漬牛肉的汁，大火煮滾，撈除浮沫，倒入花椒、月桂葉、八角、乾辣椒、白芷、丁香，以中小火煮至用筷子順利戳入牛肉的程度即可關火。

3. 煮好的牛肉繼續留在鍋內自然放涼，撈出瀝乾後切片，再以香菜段點綴即可。

馬鈴薯紅蘿蔔燉牛肉

材料 牛肉250公克，馬鈴薯、紅蘿蔔各200公克。

調味料 料酒、蔥段、薑片、醬油各8公克，八角1個，山楂2個，香葉2片，鹽4公克，香菜段5公克。

作法

1. 馬鈴薯、紅蘿蔔分別洗淨，去皮，切塊；牛肉洗淨，切小塊，放入冷水中用大火煮滾，撈出。

2. 鍋中倒油加熱，放入薑片和蔥段炒香，再放牛肉塊翻炒均勻，加入料酒、醬油、八角、月桂葉和山楂炒勻，再倒入適量的水，用大火煮滾後，轉小火煮20分鐘。

3. 另起鍋入油加熱，放入馬鈴薯塊和紅蘿蔔塊翻炒2分鐘，將馬鈴薯塊和紅蘿蔔塊倒入牛肉中再燉30分鐘，加鹽調味後，以大火收汁，最後撒上蔥段、香菜段即可。

黑胡椒牛柳 熱菜

材料 牛里脊肉200公克，青椒、紅甜椒各50公克。

調味料 黑胡椒粉3公克，鹽2公克，料酒5公克，醬油適量。

作法

1. 牛里脊肉洗淨，用刀背把肉拍鬆切成厚片，再加料酒、醬油、植物油拌勻後醃30分鐘。

2. 青椒、紅甜椒洗淨，去蒂及籽，切片。

3. 鍋內倒油燒熱，放入牛柳炒至變色，撒入黑胡椒粉、鹽後翻勻，再放入青椒片、紅甜椒片炒熟即可盛盤。

● 熱量	77大卡
● 醣類	2.9公克
● 蛋白質	15.1公克
● 脂肪	0.7公克

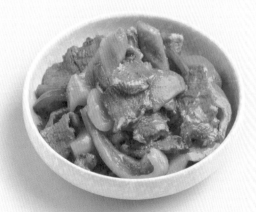

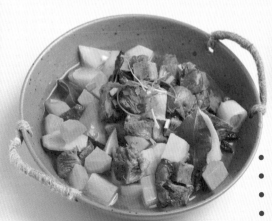

● 熱量	180大卡
● 醣類	18.9公克
● 蛋白質	19.0公克
● 脂肪	3.8公克

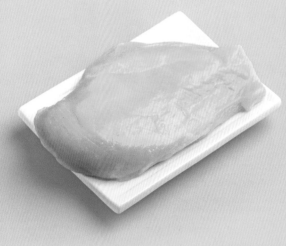

雞肉
增強對葡萄糖的利用

熱量：167大卡／100公克	
推薦用量：40～75公克／天	
有效控糖吃法：燉煮	
控糖關鍵營養素：鋅、維生素B	

白斬雞 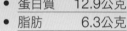涼菜

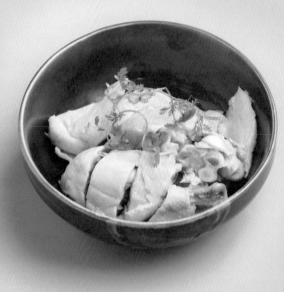

- 熱量　　　111大卡
- 醣類　　　0.9公克
- 蛋白質　　12.9公克
- 脂肪　　　6.3公克

材料 淨膛三黃雞1/3隻（200公克）。

調味料 蔥段、薑片、香菜段各5公克，鹽4公克，月桂葉3公克，八角1個，花雕酒10公克

作法

1. 淨膛三黃雞燙熟。

2. 取燉鍋，加適量清水、鹽、蔥段、薑片、月桂葉、八角、花雕酒煮滾，放三黃雞，等湯再次煮滾後改小火煨5分鐘關火，悶10～15分鐘。

3. 取出雞隻，用冰水浸泡，取出，切片，點綴香菜段即可。

吃雞肉應去雞皮

雞皮中含有很多脂肪，吃雞肉的時候要記得去掉雞皮，才能減少脂肪攝入，對控糖有所幫助。

涼拌手撕雞 涼菜

材料 雞胸肉200公克，青椒、紅甜椒各30公克，小黃瓜50公克。

調味料 蔥絲、蒜末各10公克，香菜末、蔥段、薑片、醋、料酒、花椒油各5公克，鹽4公克。

作法

1. 雞胸肉洗淨；青椒、紅甜椒洗淨，去蒂及籽，切絲；小黃瓜洗淨，切絲。

2. 鍋內加清水、雞胸肉、料酒、蔥段、薑片、鹽煮滾，煮10分鐘後撈出雞胸肉，放涼，再用手撕成絲，裝盤。

3. 將醋、鹽、花椒油調成醬汁，淋在雞絲上，加入蔥絲、蒜末、香菜末、青椒絲、紅甜椒絲和小黃瓜絲拌勻即可。

- 熱量　　119大卡
- 醣類　　2.5公克
- 蛋白質　13.3公克
- 脂肪　　6.4公克

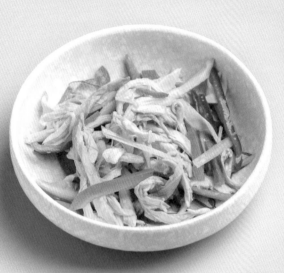

- 熱量　　60大卡
- 醣類　　4.5公克
- 蛋白質　7.1公克
- 脂肪　　1.8公克

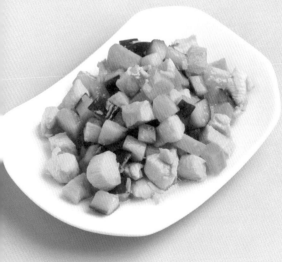

炒三丁 熱菜

材料 雞胸肉、紅蘿蔔、小黃瓜各100公克。

調味料 鹽3公克，蔥花、薑末各適量。

作法

1. 將紅蘿蔔、雞胸肉、小黃瓜分別洗淨，切成丁。

2. 鍋內倒油燒熱，下入紅蘿蔔丁、蔥花、薑末翻炒，待紅蘿蔔丁8分熟時，放入雞丁繼續翻炒。

3. 待雞丁炒熟後，加入小黃瓜丁，略炒片刻，撒上鹽即可。

香菇蒸雞 熱菜

材料 去皮雞肉200公克，泡發香菇100公克。

調味料 香油4公克，清湯、料酒、醬油各10公克，蔥絲、薑絲各3公克。

作法

1. 將雞肉洗淨，切片；香菇洗淨後切成絲。

2. 將雞片、香菇絲放入碗內，加入醬油、蔥絲、薑絲、料酒、清湯抓勻，上籠蒸熟，裝盤，淋上香油即可。

熱量	120大卡
醣類	2.6公克
蛋白質	13.6公克
脂肪	6.4公克

不同部位的雞肉營養成分有所差異

雞胸肉的脂肪含量很低，而且含有大量維生素；雞翅卻含有較多脂肪，想減肥的人宜少吃；雞肝中的膽固醇含量很高，膽固醇高的人不要多吃；雞皮中脂肪和膽固醇含量很高，糖尿病患者最好去皮食用；雞屁股是儲存病菌和致癌物的倉庫，應丟棄不吃。

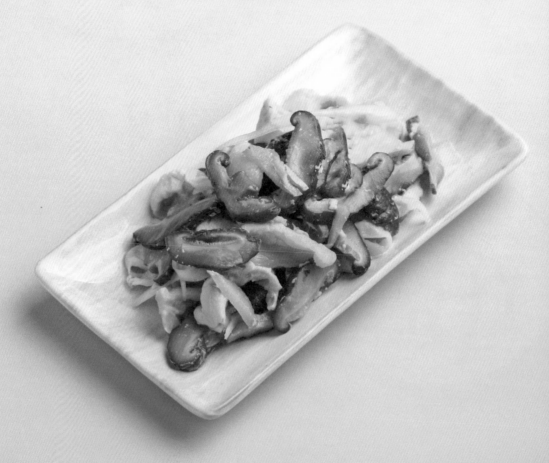

鴨肉

補充糖尿病消耗的維生素B

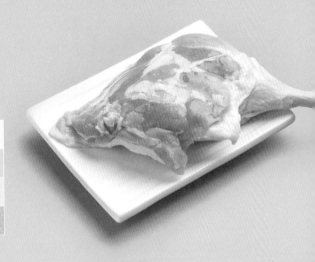

熱量：240大卡／100公克
推薦用量：40～75公克／天
有效控糖吃法：煲湯、燉食
控糖關鍵營養素：維生素B、硒、煙酸

梅子薄荷鴨

- 熱量　　　160大卡
- 醣類　　　0.1公克
- 蛋白質　　10.3公克
- 脂肪　　　13.1公克

材料 鴨肉200公克，話梅5顆，鮮薄荷葉5公克。

調味料 米酒10公克，薑片4公克，老抽、生抽各5公克，八角2個。

作法

1. 鴨肉去皮，洗淨，斬成小塊。

2. 鍋內倒油燒至7成熱，下薑片爆香，再放入鴨塊煸香，倒入米酒繼續煸炒。

3. 鴨塊炒至金黃色時加入生抽、老抽炒勻，然後放八角、話梅，再倒入適量清水，翻炒均勻後用小火燜一會。

4. 鮮薄荷葉洗淨，切碎，待收汁時倒進切碎的薄荷葉，翻炒均勻即可。

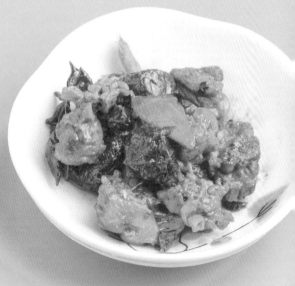

芋頭燒鴨

材料 鴨肉350公克，芋頭100公克。

調味料 蔥段、薑片、蒜瓣、老抽各10公克，料酒4公克，
八角2個，胡椒粉3公克，鹽2公克。

- 熱量　　　299大卡
- 醣類　　　4.5公克
- 蛋白質　18.5公克
- 脂肪　　23.1公克

作法

1. 鴨肉洗淨，剁成塊；芋頭蒸熟，去皮切塊。

2. 鍋內倒入適量冷水，放入鴨塊、薑片和少許料酒，煮
滾後撈出洗淨。

3. 鍋內入油燒至5成熟，加八角、蔥段、蒜瓣爆香，倒入
鴨塊，加老抽、料酒、胡椒粉翻炒，倒水煮滾後，改
為小火慢燉30分鐘；最後加芋頭塊，燜至入味後，再
撒鹽調味即可。

芋頭可作為主食食用

芋頭是薯類食物，可以作為主食食用，因此吃芋頭燒鴨時可適當減少主食的攝入量，
這樣更利於控血糖。

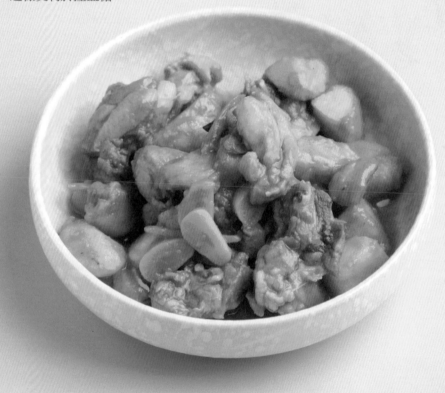

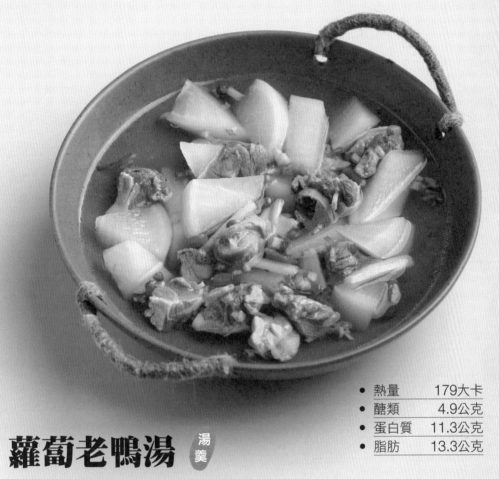

- 熱量　　　179大卡
- 醣類　　　4.9公克
- 蛋白質　11.3公克
- 脂肪　　13.3公克

蘿蔔老鴨湯 湯羹

材料 老鴨、白蘿蔔各200公克，枸杞子10公克。

調味料 蔥段5公克，薑片4公克，花椒3公克，鹽2公克。

作法

1. 老鴨洗淨，切塊；白蘿蔔洗淨，切塊。

2. 鴨肉入熱水鍋中燙熟，撈除血沫和浮油，撈出後瀝乾水分。

3. 鍋內倒油燒至7成熟，放入蔥段炒香，放入鴨塊和薑片煸炒出香味，倒入砂鍋中，加水、蔥段、薑片和花椒，以大火煮湯，待湯煮滾後改用小火燉40分鐘，煮好後放入枸杞子和鹽即可。

製作鴨肉去油不可少

經過汆燙、去浮油兩道程式，這款湯油脂已所剩不多，適合糖尿病患者食用。在吃鴨肉的時候，還可以先去掉脂肪含量多的鴨皮。

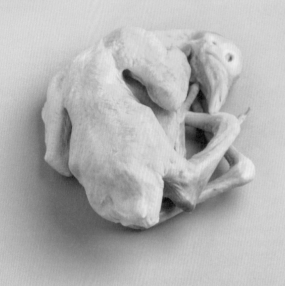

鴿肉
強體，修復機體組織

熱量：201大卡／100公克
推薦用量：40～75公克／天
有效控糖吃法：煲湯、蒸食
控糖關鍵營養素：優質蛋白質

清蒸鴿子肉

- 熱量　　　　143大卡
- 醣類　　　　2.7公克
- 蛋白質　　　11.5公克
- 脂肪　　　　9.5公克

材料 鴿子1隻（250公克），枸杞子10
　　公克。

調味料 蔥段、薑片各10公克，鹽3公
　　　克。

作法

1. 鴿子剁掉頭和爪，洗淨後放入熱水
中氽燙去血水；枸杞子洗淨。

2. 把鴿子放入一個大碗裏，加蔥段、
薑片、枸杞子和適量水拌勻，放上
蒸鍋用大火蒸1小時，挑出薑片、蔥
段後再撒鹽調味即可。

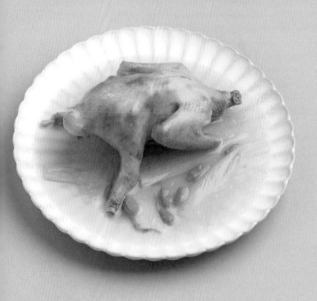

平菇乳鴿湯

• 熱量	276大卡
• 醣類	3.8公克
• 蛋白質	22.6公克
• 脂肪	19.0公克

材料 平菇100公克，乳鴿1隻（400公克）。

調味料 料酒10公克，蔥花、薑末、醬油各5公克，鹽3公克。

作法

1. 平菇去蒂，洗淨，撕成片；乳鴿洗淨後切塊。

2. 鍋內倒油燒至7成熟，下蔥花、薑末煸出香味，再加入平菇片、乳鴿塊，略炒後烹入料酒。

3. 加醬油和適量水，煮滾後改小火燉至熟爛，調入鹽即可。

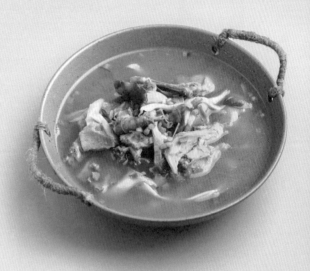

菠菜鴿片湯

• 熱量	110大卡
• 醣類	3.4公克
• 蛋白質	9.5公克
• 脂肪	6.6公克

材料 鴿肉100公克，菠菜150公克，雞蛋1個（60公克）。

調味料 澱粉10公克，鹽3公克，香油少許。

作法

1. 菠菜揀好洗淨，燙熟，撈出放涼，切段；鴿肉洗淨，切成片。

2. 鴿肉放入鍋中，加入蛋液、澱粉拌勻上漿備用。

3. 鍋內倒入適量水煮滾，放入鴿肉，煮熟後放入菠菜段、鹽、香油攪勻即可。

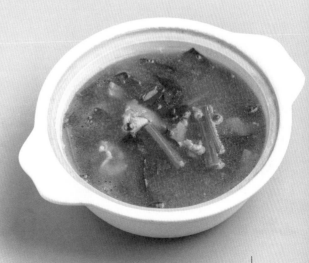

水產，每天40～75公克

40～75公克水產品是多少

《中國居民膳食指南（2016）》建議成年人每天攝入水產品40～75公克。那麼，40～75公克水產品有多少？一起來看看吧！

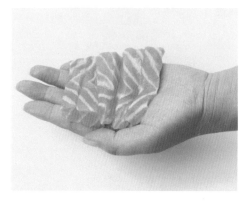

手掌厚度、1掌心的鮭魚≒50公克

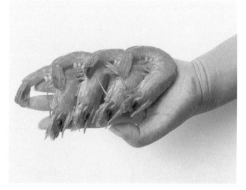

4隻長度與手掌寬相當的蝦≒80公克

常見水產預處理圖解

鱔魚巧處理

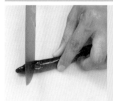 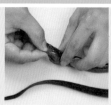 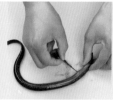 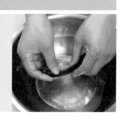

1 用刀背拍鱔魚頭部，將其拍暈。

2 用手將魚的嘴巴掰開。

3 剖開魚身，取出內臟。

4 用淡鹽水沖洗乾淨。

鯉魚巧處理

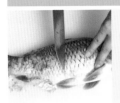 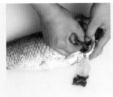 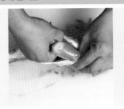 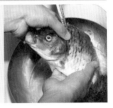

1 鯉魚放砧板上，用刀將魚鱗刮除後，洗淨。

2 接著去掉魚鰭和魚鰓。

3 剖開魚肚，去掉內臟，並去掉腥腺和內部黑膜。

4 用清水洗淨。

魷魚巧處理

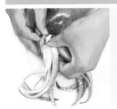 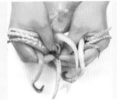 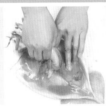 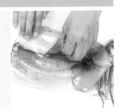

1 魷魚沖洗乾淨後擠去眼睛。

2 擠去牙齒。

3 去除白色吸盤、內臟和軟骨。

4 撕掉魷魚背部的黑膜即可。

蝦巧處理

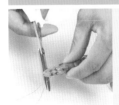 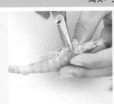 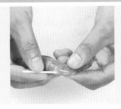 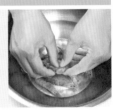

1 使用剪刀將蝦鬚剪除。

2 剪去蝦足。

3 牙籤從蝦背第2節的殼間穿過。

4 挑去腸泥，洗淨即可。

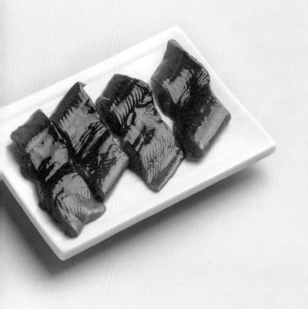

鱔魚

調脂，調血糖

熱量：89大卡／100公克	
推薦用量：40～75公克／天	
有效控糖吃法：炒食	
控糖關鍵營養素：鱔魚素、蛋白質	

芹菜炒鱔絲

- 熱量　　　56大卡
- 醣類　　　3.2公克
- 蛋白質　　9.5公克
- 脂肪　　　0.8公克

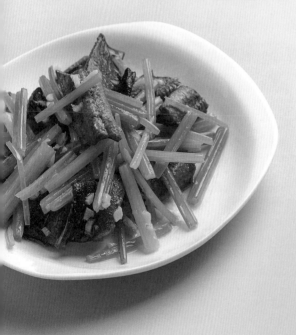

材料 鱔魚150公克，芹菜200公克。

調味料 蔥末、薑末、蒜末各適量，料酒、醬油各5公克，鹽2公克。

作法

1. 芹菜揀好洗淨，切段；鱔魚洗淨，切段，燙熟，撈出備用。

2. 鍋內倒油燒熱，倒入薑末、蒜末、蔥末、料酒炒香，倒入鱔魚段、醬油翻炒至7分熟，倒入芹菜段繼續翻炒幾分鐘，加鹽調味即可。

烹飪鱔魚注意「鮮」

吃鱔魚要注意「鮮」，現殺現烹，因為鱔魚死後會產生毒素，若吃下肚很容易會引起食物中毒。

鱔魚豆腐湯

材料 鱔魚、豆腐各200公克。

調味料 蔥花、薑絲、蒜末各適量，鹽2公克，胡椒粉少許。

作法

1. 鱔魚去頭、尾、內臟，用鹽水洗去黏液，切成3公分一段，燙熟，撈出備用；豆腐洗淨，切塊，燙熟瀝乾備用。

2. 鍋內倒油燒至7成熱，放入鱔魚段煎至兩面略呈金黃時，放入薑絲、蒜末翻炒，加水沒過鱔魚，水煮滾後放入豆腐塊繼續煮15分鐘，加鹽、胡椒粉、蔥花即可。

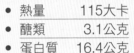

- 熱量　　　115大卡
- 醣類　　　3.1公克
- 蛋白質　　16.4公克
- 脂肪　　　4.5公克

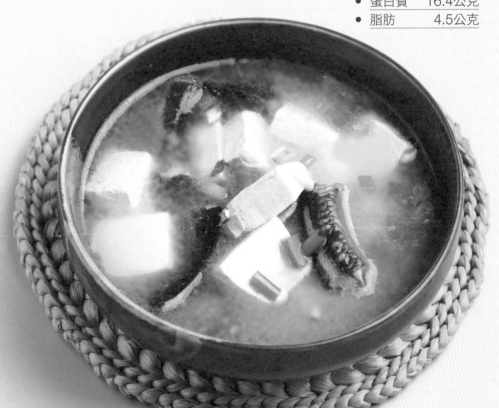

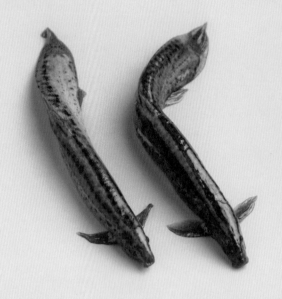

泥鰍
保護胰島細胞免受自由基損害

熱量：96大卡／100公克	
推薦用量：40～75公克／天	
有效控糖吃法：燉煮	
控糖關鍵營養素：不飽和脂肪酸、蛋白質	

- 熱量　　　96大卡
- 醣類　　　1.7公克
- 蛋白質　　17.9公克
- 脂肪　　　2.0公克

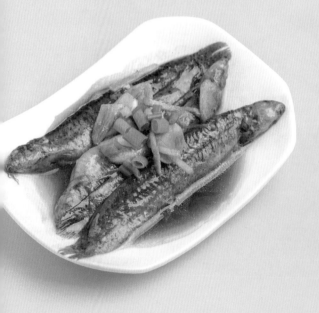

紅燒泥鰍 熱菜

材料 泥鰍300公克。

調味料 蔥花、薑絲、蒜片、澱粉各適量，生抽少許，鹽2公克。

作法

1. 泥鰍開膛洗淨，加入澱粉揉搓以去除外層黏液。

2. 鍋內倒油燒至7成熱，倒入薑絲煸香後，再倒入泥鰍和蒜片煸炒至泥鰍8分熟，接著倒入生抽、鹽煸炒1分鐘，再加少量水燜煮收汁，撒上蔥花即可。

泥鰍去泥沙的方法

買回來的泥鰍洗淨後倒點油養個幾小時，有助於泥鰍吐淨腹中的泥沙。

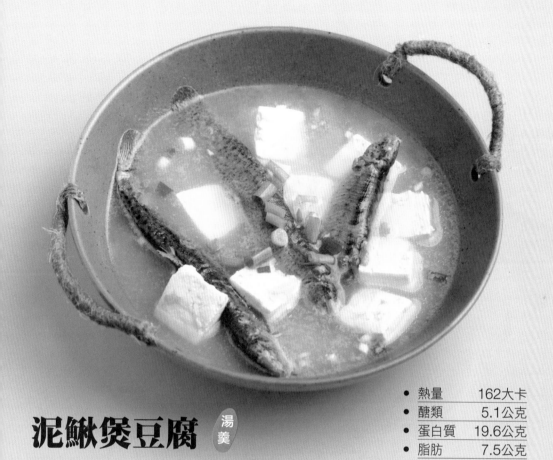

泥鰍煲豆腐 湯羹

- 熱量　　　162大卡
- 醣類　　　5.1公克
- 蛋白質　　19.6公克
- 脂肪　　　7.5公克

材料 泥鰍200公克，豆腐350公克。

調味料 薑末、蒜末、蔥花、腐乳汁各5公克，鹽2公克，澱粉適量。

作法

1. 泥鰍開膛洗淨，加澱粉揉搓，去掉外層黏液；豆腐用熱水浸泡10分鐘，切成塊狀。

2. 鍋內加入少量油，放入薑末、蒜末煸香，盛出薑蒜油裝碗備用。

3. 另起鍋加入冷水、豆腐塊和泥鰍大火煮開，撈除浮沫，淋入薑蒜油、腐乳汁，大火煮滾後轉中小火慢燉20分鐘，最後加入鹽、蔥花即可。

泥鰍＋豆腐，提高抵抗力

這道菜富含不飽和脂肪酸，能保護胰島細胞免受自由基的損害；含有的優質蛋白質能提高糖尿病患者的抵抗力。

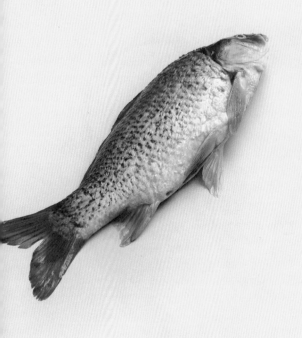

鯉魚
降脂，利水消腫

熱量：109 大卡／100公克	
推薦用量：40～75公克／天	
有效控糖吃法：燒燉	
控糖關鍵營養素：不飽和脂肪酸	

- 熱量　　　83大卡
- 醣類　　　2.3公克
- 蛋白質　　12.2公克
- 脂肪　　　2.8公克

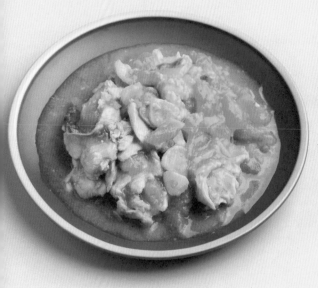

番茄魚片

材料 鯉魚200公克，番茄150公克。

調味料 蔥花、薑絲、蒜片、水澱粉、白胡椒粉各適量，鹽2公克。

作法

1. 鯉魚切片，加入水澱粉、鹽、白胡椒粉拌勻，醃漬10分鐘；番茄洗淨去皮，切小塊。

2. 鍋內倒油燒熱，放入薑絲、蒜片炒香，放入番茄塊翻炒出汁，加適量清水煮滾，放入魚片煮5分鐘，加鹽，撒上蔥花即可。

紅燒鯉魚

材料 鯉魚1條（500公克）。

調味料 蔥段、蒜片、代糖、醋、生抽各5公克，料酒10公克，鹽4公克，澱粉、胡椒粉、香菜段各適量。

作法

1. 鯉魚洗淨，打花刀，加料酒、胡椒粉醃漬；用生抽、代糖、醋、鹽、料酒、澱粉、水調成醬汁。

2. 鍋內倒油燒至7成熱，爆香蔥段、蒜片，放入鯉魚煎至金黃色，倒入醬汁煮開後，用大火煮滾至收汁，點綴香菜段即可。

- 熱量　　　364大卡
- 醣類　　　1.6公克
- 蛋白質　　58.6公克
- 脂肪　　　13.6公克

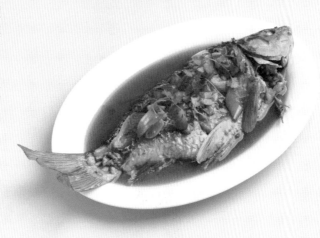

- 熱量　　　100大卡
- 醣類　　　6.7公克
- 蛋白質　　11.0公克
- 脂肪　　　3.4公克

鯉魚豆腐玉米煲

材料 鯉魚100公克，豆腐150公克，玉米段、竹筍各50公克。

調味料 薑片適量，鹽2公克。

作法

1. 玉米段洗淨；豆腐洗淨，切塊；竹筍洗淨，去老皮，切塊。

2. 鯉魚切塊，煎至兩面微黃，盛出。

3. 砂鍋置爐火上，放入玉米段、魚塊、薑片，加水沒過魚塊，大火煮滾後放入豆腐塊、竹筍塊，改小火燉至湯汁呈奶白色，最後加鹽調味即可。

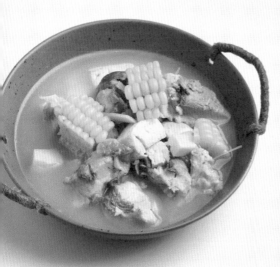

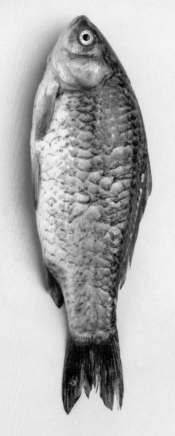

鯽魚
促進胰島素正常分泌

熱量：108大卡／100公克	
推薦用量：40～75公克／天	
有效控糖吃法：清蒸、煲湯	
控糖關鍵營養素：鈣、蛋白質	

- 熱量　　　106大卡
- 醣類　　　6.3公克
- 蛋白質　　15.5公克
- 脂肪　　　2.4公克

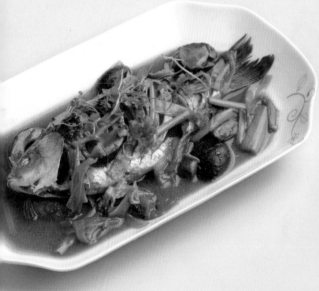

蔥燒鯽魚

材料 鯽魚1條（250公克），泡發香菇150公克，蔥段30公克。

調味料 薑片、醋各10公克，鹽2公克，香菜段適量。

作法

1. 鯽魚打花刀，均勻塗抹上鹽，魚肚中塞入薑片、少許蔥段；香菇洗淨，切片。

2. 鍋內倒油燒至7成熟，倒入一些蔥段炒香，加鹽、醋炒成醬汁。

3. 將另一些蔥段排放在鍋底，將魚擺在排好的蔥段上，再把香菇片和剩餘的蔥段排在魚身上，用小火燒至魚熟後，撒上香菜段即可。

別吃魚卵

魚卵含膽固醇較高，糖尿病患者需多加留意，合併血脂異常的糖尿病患者尤其不宜食用。

鯽魚蒸滑蛋

材料 鯽魚1條（250公克），雞蛋2個（120公克）。

調味料 蔥花5公克，生抽2公克，料酒、鹽各適量。

作法

1. 鯽魚兩面皆打花刀，加入料酒、鹽醃漬後備用。

2. 將雞蛋打散，倒入適量的水，加少許油攪勻。

3. 將鯽魚放在蛋液中，放入蒸鍋，大火蒸15分鐘。

4. 另取一個碗，放入蔥花、生抽和少量水，調成醬汁，澆在魚身上即可。

- 熱量　　　148大卡
- 醣類　　　4.3公克
- 蛋白質　　19.6公克
- 脂肪　　　5.8公克

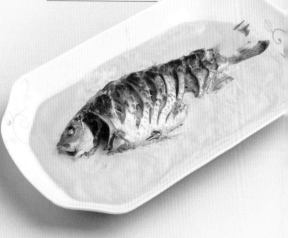

鯽魚豆腐湯

材料 鯽魚1條（250公克），老豆腐250公克。

調味料 薑片、花椒粉、香菜段各適量，鹽2公克。

作法

1. 鯽魚洗淨；老豆腐洗淨，切塊。

2. 鍋內倒油燒至4成熱，放入鯽魚，將兩面各煎1分鐘，下薑片、花椒粉炒出香味。

3. 放入豆腐塊和適量水，與鯽魚一起燉15分鐘後，用鹽調味，最後再點綴香菜段即可。

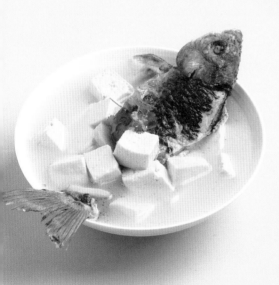

- 熱量　　　187大卡
- 醣類　　　5.7公克
- 蛋白質　　21.9公克
- 脂肪　　　9.0公克

燉煮魚肉時，最好加點醋

能使魚肉快速熟透，促進蛋白質分解，有利於蛋白質、鈣的營養吸收。

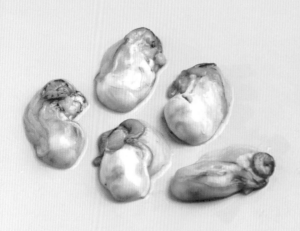

牡蠣
改善食慾，促進脂代謝

熱量：73大卡／100公克

推薦用量：40～75公克／天

有效控糖吃法：蒸煮、煲湯

控糖關鍵營養素：牛磺酸、鋅

- 熱量　　　94大卡
- 醣類　　　5.2公克
- 蛋白質　　8.0公克
- 脂肪　　　4.6公克

牡蠣蒸蛋 熱菜

材料 牡蠣肉150公克，雞蛋2個（120公克）。

調味料 胡椒粉適量，鹽2公克。

作法

1. 牡蠣肉先瀝水；雞蛋打入碗中攪打均勻。

2. 在蛋液中加入鹽、胡椒粉、適量水、牡蠣肉後攪拌均勻，封上保鮮膜，水滾後上鍋，用中小火蒸10分鐘即可。

蒸蛋要控制好時間

蒸蛋的時間不能太長，否則口感容易老掉。蒸蛋容器上面可覆蓋一層耐高溫保鮮膜，蒸出的蛋會更美味。

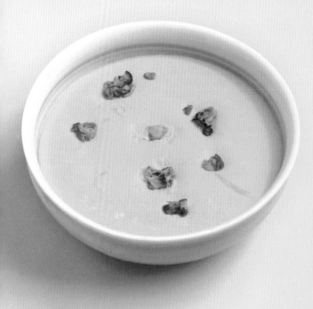

牡蠣蘿蔔絲湯

材料 白蘿蔔200公克，牡蠣肉100公克。

調味料 蔥絲、薑絲、蔥花各5公克，鹽、香油各3公克。

作法

1. 白蘿蔔去根鬚，洗淨，切絲；牡蠣肉洗淨泥沙。

2. 鍋置爐火上，加適量清水煮滾，倒入白蘿蔔絲，煮至9分熟，放入牡蠣肉、蔥絲、薑絲煮至白蘿蔔絲熟透，用鹽調味，淋上香油，撒上蔥花即可。

熱量	35大卡
醣類	5.4公克
蛋白質	2.2公克
脂肪	0.8公克

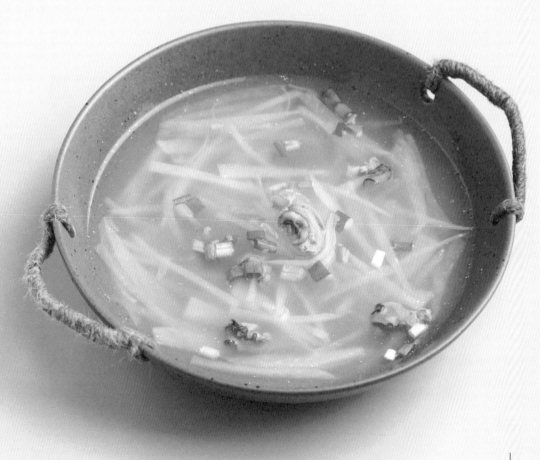

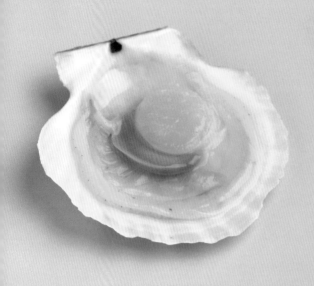

扇貝
輔助調節血糖

熱量：60大卡／100公克	
推薦用量：40～75 公克／天	
有效控糖吃法：蒸煮	
控糖關鍵營養素：硒、鋅	

- 熱量　　　124大卡
- 醣類　　　9.6公克
- 蛋白質　　19.4公克
- 脂肪　　　1.1公克

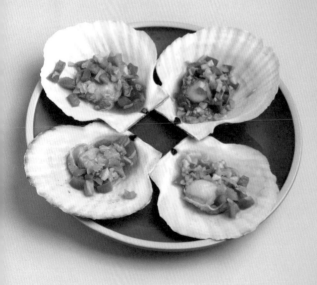

蒜蓉蒸扇貝 熱菜

材料 帶殼扇貝500公克，青椒、蒜末各50公克。

調味料 蔥花、薑末各適量，生抽5公克。

作法

1. 青椒洗淨，去蒂及籽，切丁；扇貝洗淨。

2. 取一小碗，放入蒜末、薑末、生抽拌勻製成醬料。

3. 把青椒丁放在扇貝上，淋上拌好的醬料，上籠用大火蒸約5分鐘後取出，最後再撒上蔥花即可。

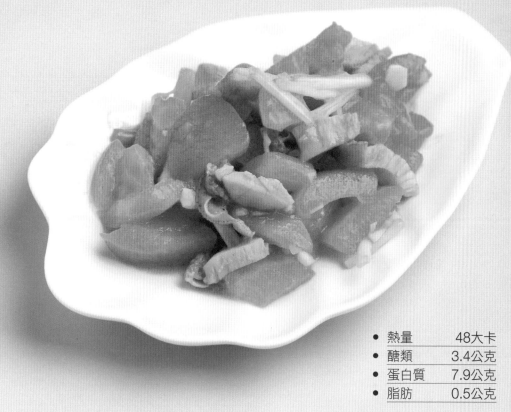

- 熱量　　　48大卡
- 醣類　　　3.4公克
- 蛋白質　　7.9公克
- 脂肪　　　0.5公克

番茄炒扇貝 熱菜

材料 扇貝肉200公克，番茄150公克。

調味料 鹽3公克，蔥段、蒜末各10公克，料酒適量。

作法

1. 扇貝肉洗淨，用鹽和料酒醃漬5分鐘，洗淨；番茄洗淨，切塊。

2. 鍋置爐火上，倒入植物油燒至6成熱，爆香蔥段，放入扇貝肉和番茄塊翻炒至熟，加鹽，撒蒜末即可。

番茄+扇貝，調節糖代謝效果更佳

番茄中含有的番茄紅素可以保護胰島細胞，而扇貝中含有豐富的硒元素，可以促進胰島素的合成、分泌，互相搭配食用，調節糖代謝效果更佳，十分適合糖尿病患者食用。

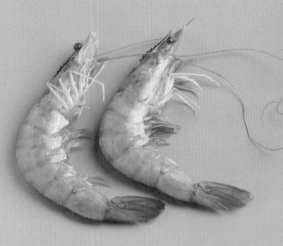

蝦
補充蛋白質、鋅

熱量：81大卡／100公克	
推薦用量：40～75 公克／天	
有效控糖吃法：蒸煮	
控糖關鍵營養素：硒、多元不飽和脂肪	

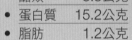

- 熱量　　　84大卡
- 醣類　　　3.3公克
- 蛋白質　15.2公克
- 脂肪　　　1.2公克

白灼蝦 熱菜

材料 海白蝦250公克。
調味料 蔥花、蒜末、生抽、料酒各適量。
作法
1. 海白蝦剪去蝦鬚、挑去腸泥，洗淨，加入料酒醃漬10分鐘去腥。
2. 將蔥花、蒜末、生抽調成醬汁。
3. 鍋內倒入適量清水煮滾，倒入海白蝦煮2分鐘，至蝦變色，撈出瀝乾，擺盤，食用時蘸取醬汁即可。

快速去腸泥

蝦背部的腸泥是蝦未排泄完的廢物，因此烹飪蝦的時候要記得去除腸泥。將牙籤從蝦背第2節的殼間穿過，往上一挑，就能挑出黑色的腸泥。

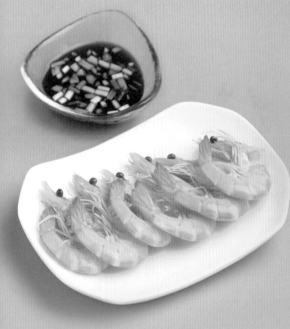

- 熱量　　122大卡
- 醣類　　0.8公克
- 蛋白質　23.7公克
- 脂肪　　2.7公克

- 熱量　　119大卡
- 醣類　　3.1公克
- 蛋白質　17.1公克
- 脂肪　　4.3公克

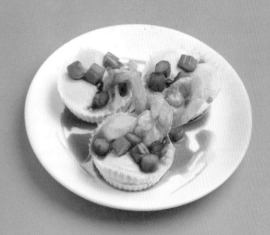

水晶蝦仁 熱菜

材料 蝦仁150公克，鮮牛奶50公克，
　　　 蛋白1個（30公克）。

調味料 澱粉適量，鹽2公克。

作法

1. 蝦仁洗淨，挑去腸泥，加入鹽醃漬
　 15分鐘；牛奶、蛋白、澱粉、鹽和
　 蝦仁放碗中，充分攪拌均勻。

2. 鍋內倒入植物油燒熱，接著倒入拌
　 勻的牛奶、蝦仁，用小火翻炒，炒
　 至牛奶凝結成塊，起鍋裝盤即可。

牛奶+雞蛋，補鈣健骨

蝦仁、牛奶富含鈣質，可補鈣健骨，這
道菜適合筋骨疼痛、身體虛弱者食用。

蝦扯蛋 熱菜

材料 大蝦200公克，鵪鶉蛋10個
　　　 （100公克），蘆筍50公克。

調味料 胡椒粉3公克，鹽2公克，生抽
　　　　 適量。

作法

1. 大蝦剝殼，只留下尾部，背部劃
　 一刀但不劃斷，去腸泥，洗淨後
　 用鹽和胡椒粉醃漬5分鐘；蘆筍洗
　 淨切丁，燙熟後撈出瀝乾。

2. 在模具上刷一層植物油防止沾
　 黏，將醃漬好的蝦每1隻擺入一個
　 模具中，接著在每個模具打入2個
　 鵪鶉蛋。

3. 將蝦大火蒸3分鐘左右出鍋，在上
　 方排上蘆筍丁，澆上生抽即可。

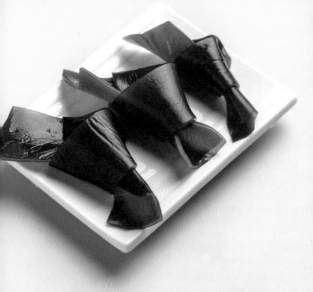

海帶
平穩血糖，促便

熱量：13大卡／100公克	
推薦用量：50公克／天（泡發）	
有效控糖吃法：涼拌、煲湯	
控糖關鍵營養素：膳食纖維	

- 熱量　　　9大卡
- 醣類　　　1.4公克
- 蛋白質　　0.8公克
- 脂肪　　　0.1公克

涼拌海帶絲 涼菜

材料 泡發的海帶絲200公克。

調味料 蒜末5公克，香菜末、醋各適量，香油、鹽各2公克。

作法

1. 海帶絲洗淨，切段。
2. 鍋置爐火上，倒入適量水煮滾，加少許醋，放入海帶絲燙熟，撈出過涼，瀝乾水分，裝盤，加醋、鹽、香油拌勻，再撒上香菜末、蒜末。

海帶和醋是好搭檔

煮海帶時滴幾滴醋，既能去除海帶的腥味，又能使海帶快速變軟。

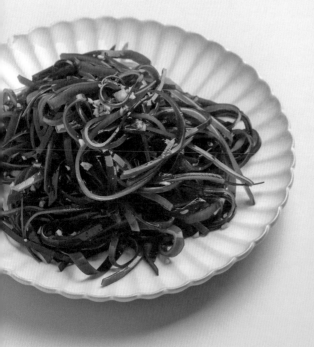

紅蘿蔔炒海帶絲

材料 紅蘿蔔、泡發海帶各100公克。
調味料 蔥花、蒜片、醬油各5公克，
　　　　醋、鹽各適量。

作法

1. 紅蘿蔔洗淨，切絲；海帶洗淨，切絲備用。

2. 鍋內倒油燒至6成熱，下入蒜片、蔥花爆香，放入紅蘿蔔絲炒至7分熟，再放入海帶絲翻炒片刻，最後加入醋、鹽和醬油，炒勻即可。

- 熱量　　　15大卡
- 醣類　　　3.4公克
- 蛋白質　　0.7公克
- 脂肪　　　0.1公克

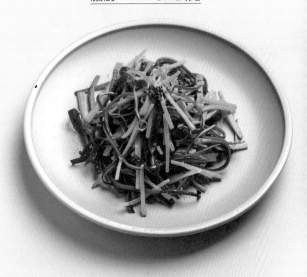

海帶結燉腔骨

材料 海帶結150公克，腔骨300公克。
調味料 鹽2公克，薑片5公克，蔥末少許。

作法

1. 海帶結洗淨；腔骨剁成小塊，洗淨，冷水下鍋燙熟，煮至沒有血水，撈出沖洗乾淨。

2. 砂鍋置爐火上，加入腔骨，倒入海帶結、薑片及適量水，大火煮湯，水滾後改小火煮50分鐘，加鹽調味，撒上蔥末即可。

- 熱量　　　285大卡
- 醣類　　　1.8公克
- 蛋白質　　17.3公克
- 脂肪　　　23.2公克

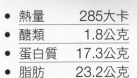

選用肉少的腔骨

選用腔骨，不用排骨，更適合糖尿病患者食用。

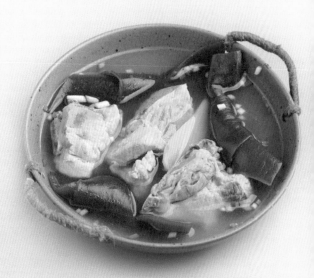

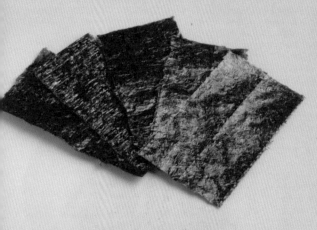

紫菜
對降低空腹血糖有益

熱量：250大卡／100公克	
推薦用量：5公克／天	
有效控糖吃法：煮湯	
控糖關鍵營養素：膳食纖維	

- 熱量　　　165大卡
- 醣類　　　30.5公克
- 蛋白質　　6.9公克
- 脂肪　　　2.2公克

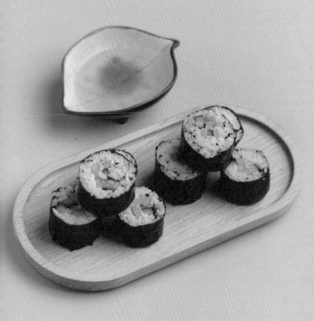

紫菜飯捲 主食

材料 白飯300公克，海苔15公克，小黃瓜、紅蘿蔔各50公克，雞蛋1個（60公克），熟黑芝麻適量。

調味料 鹽、香油各2公克，白醋10公克，代糖少許。

作法

1. 將白醋、代糖、1公克鹽放入鍋裏隔水加熱至融化，放涼後即成為壽司醋。

2. 白飯中加1公克鹽、熟黑芝麻和香油攪拌均勻；雞蛋煎成蛋皮，切長條；小黃瓜洗淨，切條；紅蘿蔔洗淨，去皮，切條，燙熟。

3. 取一張海苔鋪好，放上白飯，用手鋪平，放上蛋皮條、小黃瓜條、紅蘿蔔條捲緊後，每1.5公分切成一長段，食用時蘸壽司醋即可。

紫菜蛋花湯

材料 海苔、蝦皮各5公克，雞蛋1個（60公克）。
調味料 蔥花5公克，香油適量。
作法
1. 海苔洗淨；雞蛋打入碗內，攪散。
2. 湯鍋內倒水煮滾，淋入蛋液攪成蛋花，放海苔、蔥花、蝦皮煮1分鐘，滴入香油即可。

- 熱量　　　　36大卡
- 醣類　　　　1.3公克
- 蛋白質　　　3.6公克
- 脂肪　　　　1.8公克

有蝦皮的菜可不加鹽

蝦皮應泡水去除多餘的鹽，減少鹽的攝入，對糖尿病患者更有益。

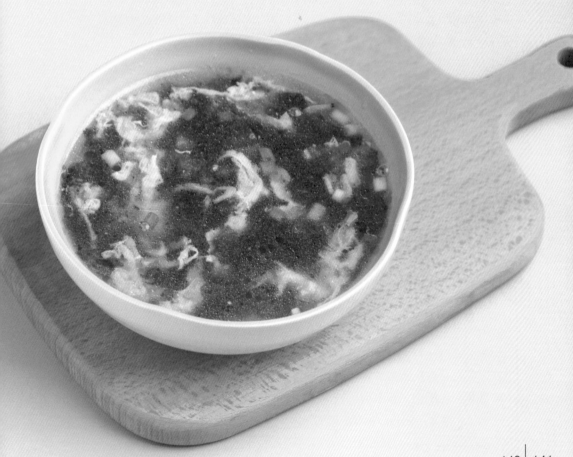

蛋類每天40～50公克，奶類及乳製品每天300公克

40～50公克的蛋類、300公克的奶類是多少

《中國居民膳食指南（2016）》建議成年人每天攝入蛋類40～50公克，奶及乳製品300公克。那麼，40～50公克的蛋類、300公克的奶類分別有多少？一起來看看吧！

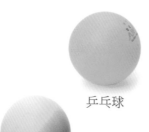

乒乓球

≒41公克

≒60公克

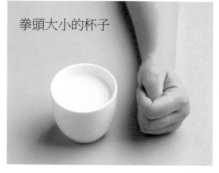

拳頭大小的杯子

1杯牛奶≒100公克，3杯≒300公克

Tips 乳糖不耐症的糖尿病患者這樣喝奶

首先，可以用優酪乳代替牛奶，因為優酪乳是經過發酵的奶類，在發酵過程中大部分乳糖已經被分解為乳酸，因此就算有乳糖不耐症也可以飲用。還可以選擇乳糖含量極低的低乳糖牛奶，比如舒化奶。其次，在喝牛奶的時候可以採取少量多次的原則，讓腸道逐漸適應和習慣。盡量不要空腹喝牛奶，可以先吃一些麵包、饅頭等主食以降低不適感。

蛋類：每次吃多少

蛋類含有豐富的優質蛋白質，其氨基酸組成與人體需要最接近，不僅營養價值很高，而且極易被人體消化和吸收。另外，蛋類的GI值也不太高。因此，糖尿病患者可常食用蛋類。

✱ 蛋類每天吃多少

有些慢性病患者認為蛋黃膽固醇含量太高，怕吃雞蛋。其實，大量研究指出，正常人每天吃1個雞蛋既不會升高血脂，也不會增加心腦血管疾病風險。相反地，雞蛋中的優質蛋白質、維生素E等，正是慢性病患者所需要的。對於血脂異常者或肥胖者，建議每週吃2～4個雞蛋，而且最好放在早餐或中餐吃。

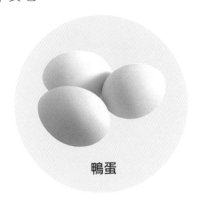

鴨蛋

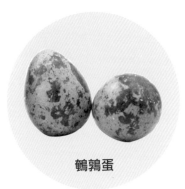

鵪鶉蛋

有些腥味，多用來做鹹鴨蛋。糖尿病患者偶爾可以吃半個鹹鴨蛋，但不可過量。

身體虛弱者及老人、兒童的理想滋補食品，每天吃5個就夠了。

✱ 蛋類怎麼吃

蛋類的吃法多種多樣，帶殼的水煮蛋和蒸蛋是最佳的吃法，煎蛋維生素損失較多。做水煮蛋，雞蛋應該冷水下鍋，慢火升溫，沸騰後微火煮4分鐘，停火後再燜4分鐘。

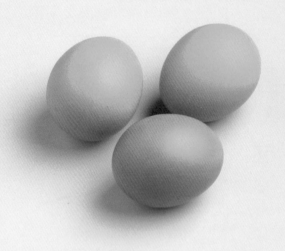

雞蛋
提供多種營養物質

熱量：144大卡／100公克	
推薦用量：1個／天	
有效控糖吃法：蒸煮	
控糖關鍵營養素：維生素B、蛋白質	

- 熱量　　173大卡
- 醣類　　3.4公克
- 蛋白質　16.0公克
- 脂肪　　10.6公克

茶葉蛋 熱菜

材料 雞蛋6個。

調味料 綠茶、八角、桂皮、花椒、薑片、月桂葉各適量，老抽少許。

作法

1. 雞蛋洗淨。

2. 鍋內放入雞蛋，倒入適量清水（加水量以沒過雞蛋為宜）中火煮滾後，轉小火煮4分鐘，取出雞蛋，放入冷水中浸泡2分鐘，取出，輕輕將蛋殼敲出裂縫。

3. 砂鍋倒入適量水置火爐上，放入雞蛋、綠茶、八角、桂皮、花椒、薑片、月桂葉、老抽，中火煮開後轉小火煮15～20分鐘，離火，浸泡至雞蛋入味，2天內吃完即可。

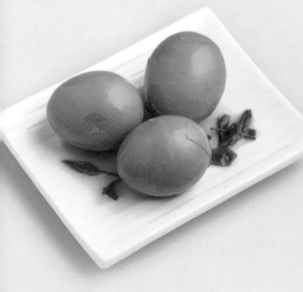

蝦仁蒸蛋 熱菜

材料 蝦仁150公克，雞蛋2個（120公克）。

調味料 蔥花適量，鹽、香油各2公克。

作法

1. 蝦仁洗淨，挑去腸泥；雞蛋打入碗中，加鹽、溫水、香油拌勻。
2. 將裝雞蛋的碗放入鍋中隔水蒸，蒸至7分熟時加入蝦仁續蒸至熟，撒上蔥花即可。

- 熱量　　　157大卡
- 醣類　　　1.1公克
- 蛋白質　　27.2公克
- 脂肪　　　4.8公克

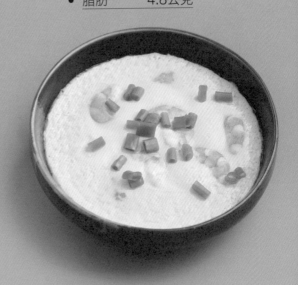

蔥花雞蛋餅 主食

材料 雞蛋2個（120公克），麵粉200公克。

調味料 蔥花、鹽各適量。

作法

1. 雞蛋洗淨，打入大碗中，打散，加適量清水攪拌均勻；麵粉倒入盛器中，淋入雞蛋液調成麵糊，加蔥花、鹽攪拌均勻。
2. 煎鍋置爐火上燒熱，塗抹少許植物油，舀入麵糊攤成餅狀，烙至兩面熟透即可。

- 熱量　　　297大卡
- 醣類　　　50.5公克
- 蛋白質　　13.6公克
- 脂肪　　　4.7公克

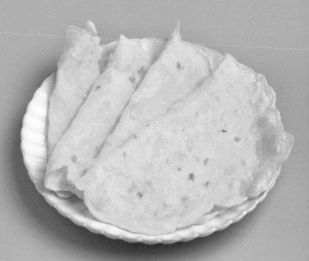

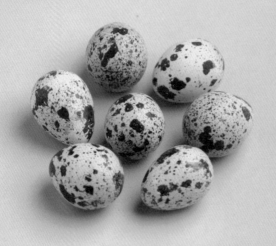

鵪鶉蛋

補五臟，益氣血

熱量：160大卡／100公克	
推薦用量：5～6個／天	
有效控糖吃法：蒸煮	
控糖關鍵營養素：維生素B	

- 熱量　　　186大卡
- 醣類　　　12.7公克
- 蛋白質　　14.5公克
- 脂肪　　　8.9公克

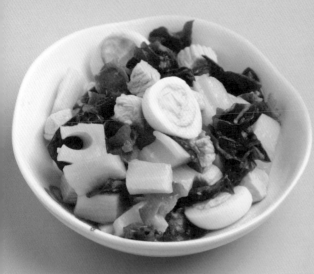

雞肉什錦鵪鶉蛋 涼菜

材料 雞胸肉100公克，泡發木耳、蓮藕、鵪鶉蛋各150公克。

調味料 醋適量，鹽2公克，橄欖油5公克。

作法

1. 雞胸肉洗淨，切小塊，燙熟；木耳洗淨，燙熟；蓮藕去皮，洗淨，切丁，燙熟；鵪鶉蛋洗淨，煮熟，去殼，切半。

2. 碗內倒入橄欖油、鹽和醋拌勻，將所有食材倒入碗中，拌勻即可。

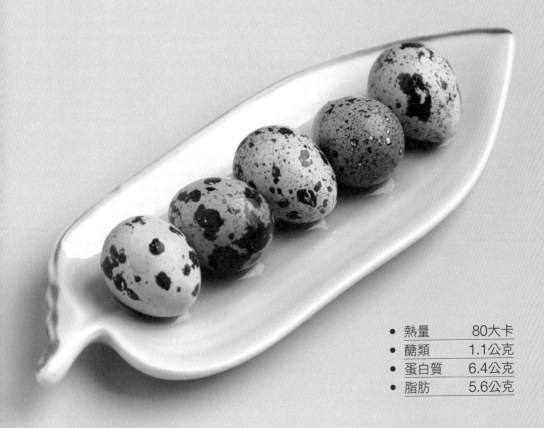

- 熱量　　　80大卡
- 醣類　　　1.1公克
- 蛋白質　　6.4公克
- 脂肪　　　5.6公克

香滷鵪鶉蛋

材料 鵪鶉蛋150公克。

調味料 老抽、花椒、桂皮、月桂葉、八角、薑各適量，鹽1公克。

作法

1. 鵪鶉蛋洗淨，倒入鍋中加足量水大火煮滾，煮約5分鐘，撈出放涼後，輕輕捏破蛋殼。

2. 淨鍋加適量清水，放入老抽、花椒、桂皮、月桂葉、八角、薑和鹽，大火煮滾後倒入鵪鶉蛋，中火再煮5分鐘關火盛出。

3. 連湯帶水將鵪鶉蛋裝入容器中，放涼後放入冰箱冷藏過夜即可食用。

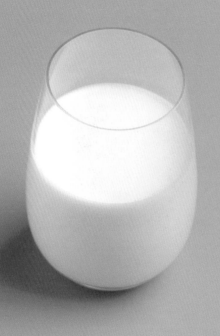

牛奶

促進胰島素正常分泌

熱量：54大卡／100公克	
GI值：28	
推薦用量：200～300公克／天	
有效控糖吃法：直接飲用	
控糖關鍵營養素：鈣	

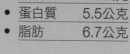

- 熱量　　　129大卡
- 醣類　　　12.8公克
- 蛋白質　　5.5公克
- 脂肪　　　6.7公克

牛奶燉花生

材料 牛奶200公克，花生、泡發銀耳30公克，枸杞子10公克，紅棗20公克。

作法

1. 銀耳洗淨，撕成小朵；花生洗淨，浸泡備用；枸杞子沖洗備用；紅棗洗淨，撕成小塊。

2. 將花生、銀耳、枸杞子、紅棗放碗中，加適量清水，入鍋燉1小時，加入牛奶攪勻即可。

牛奶不宜長時間高溫加熱

牛奶不宜長時間高溫加熱，高溫加熱會破壞其營養成分。

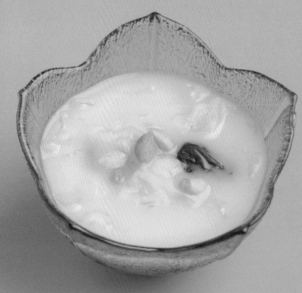

牛奶玉米汁 _{飲品}

材料 玉米150公克，牛奶300公克。
作法
1. 將玉米洗淨，剝粒。
2. 將玉米粒倒入豆漿機中，加適量清水至上下水位線之間，煮至豆漿機提示做好，倒入牛奶即可。

- 熱量 　　110大卡
- 醣類 　　14.8公克
- 蛋白質 　5.0公克
- 脂肪 　　3.8公克

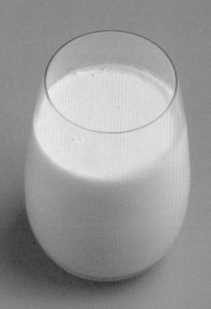

紅豆雙皮奶 _{飲品}

材料 牛奶240公克，熟紅豆20公克，蛋白2個（60公克）。
調味料 代糖適量。
作法
1. 將蛋白中加入代糖攪拌均勻。
2. 牛奶用中火稍煮後，倒入碗中，放涼後表面會結一層奶皮。撥開奶皮一角，將牛奶倒進蛋白中，碗底留下奶皮。
3. 把蛋白牛奶混合物沿碗邊緩緩倒進留有奶皮的碗中，奶皮會自動浮起來。蓋上保鮮膜後，放入電鍋隔水蒸15分鐘，再關火悶5分鐘，冷卻後加入煮熟的紅豆即可。

- 熱量 　　77大卡
- 醣類 　　7.6公克
- 蛋白質 　6.1公克
- 脂肪 　　2.6公克

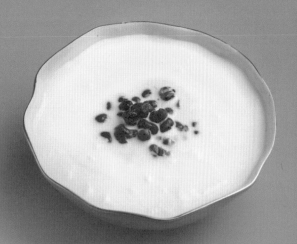

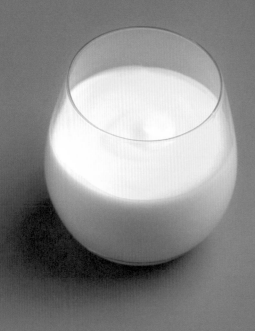

優格
幫助控制血糖，補鈣

熱量：72大卡／100公克

GI值：48（加糖）

推薦用量：200～300公克／天

有效控糖吃法：直接飲用、涼拌

控糖關鍵營養素：鈣

- 熱量　　　130大卡
- 醣類　　　12.1公克
- 蛋白質　　4.6公克
- 脂肪　　　7.2公克

果仁優格　飲品

材料 優格300公克，核桃肉、開心果仁、
　　　腰果各10公克，草莓50公克。

作法

1. 草莓洗淨，切小丁。

2. 將優格放在碗中，將草莓丁、核桃肉、
開心果仁、腰果撒在優格上，攪拌均勻
即可。

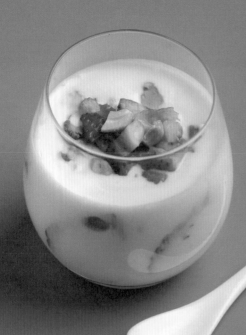

水果，病情允許，每天200公克以內

一圖看懂 ── **200公克水果是多少**

不是所有的糖尿病患者都可以吃水果，只有空腹血糖在7.0莫耳／升（126毫克／分升）以下、餐後2小時血糖在10莫耳／升（180毫克／分升）以下、糖化血紅蛋白在7.0%以下，且病情穩定、不常出現低血糖的糖尿病患者，才可以吃水果，並要在營養師的指導下選用含糖量低的水果，同時要相應減少主食的攝入量。

糖尿病患者每天食用水果的量不宜超過200公克，食用時間宜在兩餐之間。

對於糖尿病患者而言，要控制水果的每次攝入量，切莫過多食用。

那麼，日常飲食如何快速判斷水果的重量？一起來看看吧！

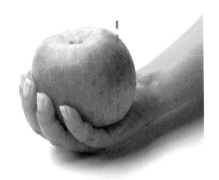

成人1隻手可握住的蘋果
≒260公克（大約4/5=200公克）

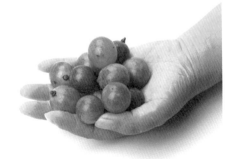

成人單手捧葡萄（14～15顆）
≒100公克

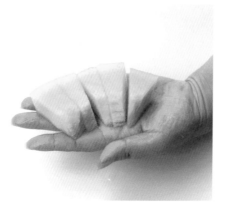

成人單手捧哈密瓜塊
≒80公克

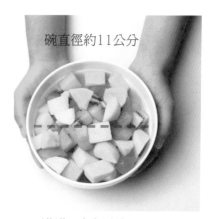

碗直徑約11公分

滿滿1碗水果塊
≒200公克

把握這5點，吃水果也不怕血糖飆升

✳ 水果和主食需交換

糖尿病患者吃水果需減少主食量，要把水果熱量折算到1天攝入的總熱量中。以1天吃200公克水果為例，則主食建議減少25公克。這就是食物等值交換法，以使每日攝入總熱量保持不變。

> 蘋果、梨子、桃子、李子、
> 杏子、柚子、橘子、橙子、
> 葡萄、奇異果等200公克

> 25公克
> 主食

✳ 吃水果前後2小時自測血糖

糖尿病患者可以在吃水果前後2小時測血糖，了解其波動情況，這樣可以知道自己能否進食某類水果。含糖量低的水果一般來說只是推薦食用，糖尿病患者仍然要自己監測、摸索，尋找適合自己的水果。如果不常出現高血糖或低血糖，可以擴大水果的選擇範圍，但如果血糖波動大或出現異常，要暫時忌口。

✱ 多吃含糖量低的水果以減輕胰腺負擔

柚子、草莓、奇異果等含糖量比較低，此類水果可以減輕糖尿病患者的胰腺負擔，幫助其吸收豐富的維生素和礦物質。而其中的很多微量元素對於提高、改善糖尿病患者體內胰島素的活性也是很有幫助的。

推薦選用	慎重選用	不宜選用
每100公克 含糖量＜10公克	每100公克 含糖量11～20公克	每100公克 含糖量＞20公克
柚子、檸檬、楊桃、楊梅、青梅、李子、枇杷、草莓等	芒果、橘子、藍莓、蘋果、鴨梨、葡萄、鳳梨等	雪梨、冬棗、香蕉、火龍果、人參果、椰子等

✱ 挑選水果要「青」和「生」

吃水果時最好挑偏「青」一點的、「生」一點的，沒熟透的，這樣的水果口感也不錯，且含糖量大大降低，有利於血糖控制，如「青」一點的李子、橘子、蘋果、葡萄等。所以，糖尿病患者在挑選水果時，最好不要選那些熟透的甚至有酒精發酵味道的。

✱ 吃水果時間有講究

水果宜作為加餐食用。「加餐」即兩次正餐之間進食水果，如上午10點左右、下午3點左右，既預防低血糖，又可保證血糖不發生大的波動。水果如果跟正餐一起吃，胰島素分泌、代謝就會受到影響，導致血糖控制不理想。

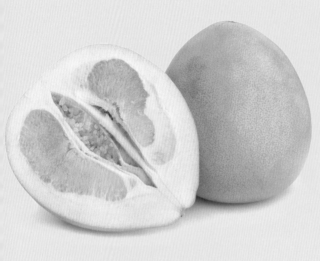

柚子
減輕胰島細胞的負擔

熱量：42大卡／100公克	
GI值：25	
推薦用量：50～100公克／天	
有效控糖吃法：生食、涼拌	
控糖關鍵營養素：維生素C、橙皮苷	

- 熱量　　　98大卡
- 醣類　　　8.8公克
- 蛋白質　　8.0公克
- 脂肪　　　3.7公克

三絲拌柚塊 涼菜

材料 柚子肉150公克，紅甜椒、豆腐絲各100公克。

調味料 香菜段適量，鹽、香油各2公克。

作法

1. 柚子肉切塊；紅甜椒洗淨，去蒂除籽，切絲；豆腐絲洗淨，切段。

2. 柚子肉、香菜段、紅甜椒絲、豆腐絲放入同一個盤中，加鹽和香油拌勻即可。

苦橙更適合糖尿病患者

葡萄柚（果肉紅色）含糖量稍高於苦橙（果肉黃色），糖尿病患者最好食用苦橙為佳。

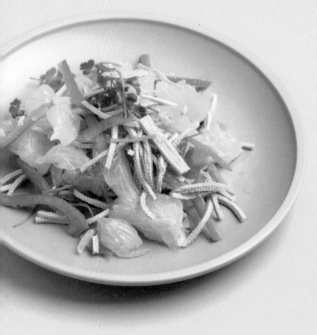

櫻桃
明目，抗氧化

熱量：46大卡／100公克
GI值：22
推薦用量：100公克／天
有效控糖吃法：生食、榨汁
控糖關鍵營養素：花青素

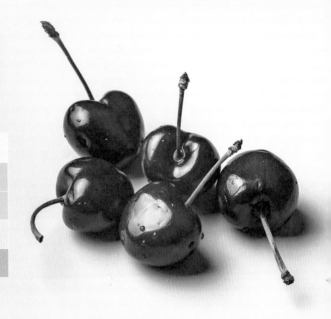

- 熱量　　　47大卡
- 醣類　　　9.7公克
- 蛋白質　　1.5公克
- 脂肪　　　0.3公克

櫻桃小黃瓜汁

材料 小黃瓜300公克，櫻桃200公克。
作法
1. 小黃瓜洗淨，切小塊；櫻桃洗淨，去蒂及核。
2. 將小黃瓜和櫻桃放入果汁機中，加適量的水榨成汁即可。

櫻桃+小黃瓜，有助於減肥

櫻桃含較豐富的鉀和維生素E，與小黃瓜搭配榨汁，可抑制脂肪堆積，有助於減肥，對糖尿病患者有益。

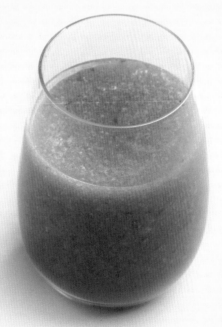

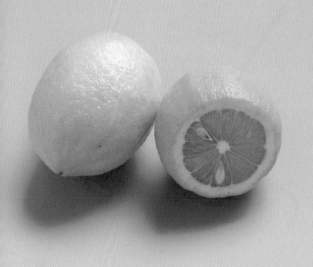

檸檬
促進糖代謝

熱量：146大卡／100公克

推薦用量：1～2片／天

有效控糖吃法：泡水、涼拌

控糖關鍵營養素：維生素C、檸檬酸

- 熱量　　　49大卡
- 醣類　　　9.7公克
- 蛋白質　　1.7公克
- 脂肪　　　0.5公克

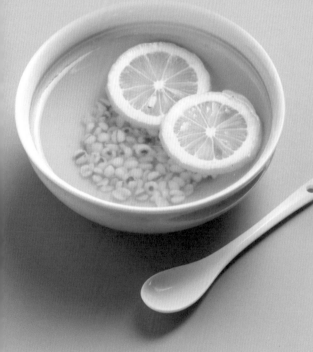

薏仁檸檬水

材料 薏仁40公克，檸檬片10公克。
作法
1. 薏仁洗淨，浸泡4小時，倒入鍋中煮滾，轉小火熬製1.5小時，至湯變成淡奶白色，即為薏仁水。
2. 把薏仁水倒碗中，放入切好的檸檬片即可。

薏仁+檸檬，有效控血糖

薏仁中的薏仁多醣有較好的控糖效果，檸檬中的檸檬酸能分解糖。常喝薏仁檸檬水，對控制血糖、預防糖尿病併發症都有一定益處。

草莓
降壓，潤膚

熱量：32大卡／100公克	
推薦用量：100公克／天	
有效控糖吃法：榨汁、生食	
控糖關鍵營養素：維生素C、膳食纖維	

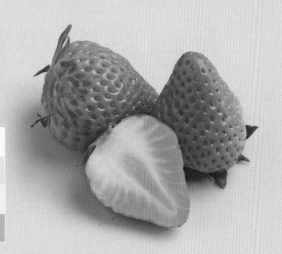

草莓薏仁優格

材料 草莓100公克，薏仁50公克，原味優格200公克。

作法

1. 薏仁洗淨，用清水浸泡2小時，然後放入鍋中煮熟，撈出，放涼；草莓洗淨去蒂，切成小塊。

2. 將薏仁、草莓塊、優格一起攪拌均勻即可。

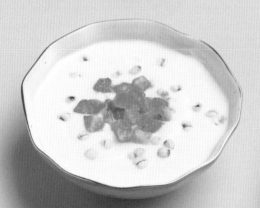

- 熱量　　　71大卡
- 醣類　　　14.2公克
- 蛋白質　　2.5公克
- 脂肪　　　0.6公克

草莓柚汁

材料 草莓150公克，柚子肉50公克。

作法

1. 草莓洗淨，去蒂，切小塊；柚子肉切小塊。

2. 將草莓和柚子一起放入果汁機中，加適量的水打成汁即可。

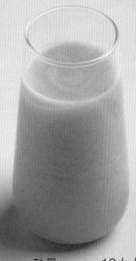

- 熱量　　　12大卡
- 醣類　　　2.8公克
- 蛋白質　　0.3公克
- 脂肪　　　0.1公克

大豆及堅果類，
每天25～35公克

每天25～35公克大豆及堅果是多少

根據《中國居民膳食指南（2016）》的建議，大豆及堅果每日的攝入量是25～35公克。其中，大豆及其製品富含優質蛋白質、大豆異黃酮等有益成分，對保持血管健康有益；堅果是很好的補充營養的零食，可提供不飽和脂肪酸等成分，只是熱量高，要計算在全天總熱量之內。

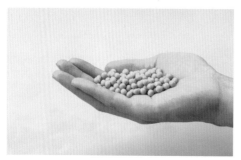

單手掌心捧滿黃豆≒30公克

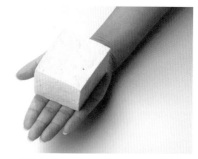

1手掌的白豆腐≒200公克

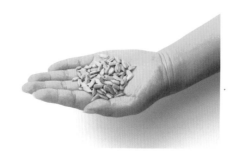

1手掌心的瓜子仁≒10公克

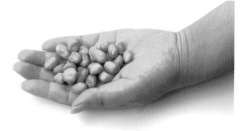

1手掌心的花生≒20公克

大豆是「肉」，雜豆是「糧」

大豆不僅指黃豆，還包括黑豆、青豆等。雜豆是指扁豆、綠豆、紅豆、豌豆、菜豆、鷹嘴豆等。《中國居民膳食指南（2016）》把雜豆和大豆區分看待，其中，把雜豆歸到糧食類推薦，而大豆則可以和肉類相媲美。由此可見，飲食中不是吃了雜豆就算了，而是吃了綠豆、紅豆外，還要有大豆及其製品才算圓滿。

大豆與雜豆的營養對比

	大豆	雜豆
碳水化合物含量	20%左右	55%以上
蛋白質含量	35%，且為優質蛋白質	20%～25%
脂肪含量	15%～25%，以不飽和脂肪酸為主，尤其適合高血壓、動脈粥狀硬化患者	脂肪含量低，僅1%左右
食用方法	可以替換魚類和肉類，多用於烹調菜肴	澱粉含量高，更多的是當糧食食用，是做餡、和麵、煮粥等的良好選擇

大豆類食物交替食用

糖尿病患者每週可將大豆及其製品交替食用，如早餐安排豆漿，午餐、晚餐食用豆腐、豆腐絲等，這樣既可以變換口味，又能滿足營養需求。

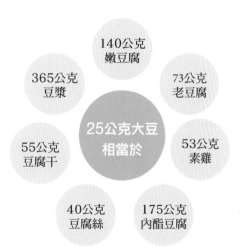

注：按照蛋白質的含量進行核算。

堅果類：可以外帶的零食

糖尿病患者外出遊玩，累了以後容易受到高熱量食品的誘惑，一旦沒忍住，多吃了幾口，血糖就會波動。為此，建議糖尿病患者外出要帶上「屬於自己的零食」——低糖水果或堅果，既能充饑又能解饞，還能預防低血糖。

✽ 適量吃堅果有助控糖

堅果含有多不飽和脂肪酸、膳食纖維和鎂，適量吃堅果有助於控血糖。所以，每天吃點堅果對糖尿病患者是有好處的，特別是外出時。適合糖尿病患者的堅果種類有很多，包括核桃、花生、葵花籽、杏仁、松子、開心果、榛子等。

✽ 堅果雖好也不能多吃

堅果小小的體積下蘊藏著較高的熱量。比如，1把十來粒的花生，可能相當於1兩米飯所供應的熱量。越來越多的糖尿病患者也注意到，只控制糖的攝入是遠遠不夠的，還必須控制總熱量，這樣血糖才不會忽高忽低。

大部分堅果是高脂食品，其脂肪含量在35%～80%，能榨出油。且堅果體積小而熱量密度高，很容易多吃。因此，吃堅果一定要控制量，每天1小把的量最為理想。同時，要把堅果的熱量從主食中扣除。例如，吃75公克的帶殼葵花籽，應少吃2兩飯。

| 核桃（乾） | 松子 | 栗子（鮮） | 炒花生 | 葵花籽（炒） | 南瓜子 |
| 59毫克 | 40毫克 | 30毫克 | 48毫克 | 53毫克 | 37毫克 |

注：每100公克可食部分脂肪含量。

宜用植物油代替動物油

脂肪酸按照飽和程度，根據雙鍵數量的多少，可分為飽和脂肪酸、單不飽和脂肪酸及多不飽和脂肪酸。飽和脂肪酸可以通過攝取豬油、牛油、黃油等獲得，不飽和脂肪酸主要通過攝取植物油、海魚獲得。對於糖尿病患者來說，宜用植物油代替動物油。

植物油	特點	適合烹調方法
大豆油	富含亞油酸、維生素E	烹調時溫度不宜過高，不適宜煎炸
花生油	不飽和脂肪酸含量高，還含有卵磷脂	耐熱性略高於其他油，適用於烹炒
葵花籽油	亞油酸比例高達66%，遠遠高於其他油類	耐熱性較好，可用於一般炒菜，但不宜爆炒、煎炸
橄欖油	與穀物油脂相比，它的亞油酸、維生素E含量較低，但含有多酚類抗氧化劑	最適合涼拌，也可用於低溫烹炒

1 改變烹調方法，日常烹飪多採用涼拌、蒸、燉、炒、微波等用油少的烹飪方法，避免採用煎、炸等用油多的烹飪方法。例如燒茄子，可以將茄塊用鹽水醃一會，再在鍋中乾煸一陣以逼出水分，然後入鍋炒。

2 改變過去做菜看放油多的不良飲食習慣，如做餃子的餡料時少放油或不放油，避免「一咬一口油」；主食以清淡為主，儘量少吃油條、油餅、炒麵、炒餅等。

做到這4條，能少吃一半油

3 用平底鍋或不沾鍋做菜，少許油「潤鍋」即可。平底鍋受熱均勻，油入鍋稍轉一下就可鋪滿整個鍋，同時還可減少油煙的產生，使每滴油都用得恰到好處。

4 食物可以先汆燙再炒。肉類先汆燙可去脂肪；不易熟或易吸油的食材事先汆燙，再放入其他食材同煮或燉炒，可減少湯汁或油脂的吸入。

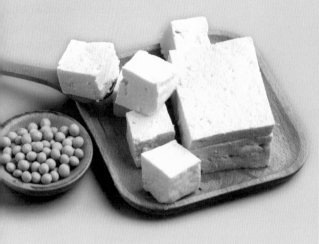

黃豆及其製品
平穩血糖，改善糖耐量

熱量：359大卡／100公克
GI值：18（黃豆浸泡）
推薦用量：40公克／天
有效控糖吃法：燉煮
控糖關鍵營養素：膳食纖維、蛋白質

茴香豆 涼菜

- 熱量　　　204大卡
- 醣類　　　18.8公克
- 蛋白質　　16.6公克
- 脂肪　　　8.0公克

材料 黃豆150公克，小茴香10公克。
調味料 鹽5公克，八角1個。
作法
1. 黃豆洗淨，用清水浸泡12小時，泡漲備用。
2. 鍋中倒入適量水煮滾，放入小茴香、八角、鹽，再次煮滾後放入黃豆煮熟，關火。
3. 待黃豆在八角茴香水中浸泡3小時入味後，撈出瀝乾即可。

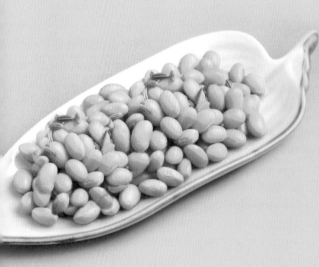

香椿拌豆腐

材料 豆腐300公克，香椿100公克。

調味料 鹽、香油各3公克。

作法

1. 豆腐洗淨，放入熱水中汆燙，撈出瀝乾，切小塊，裝盤。

2. 香椿洗淨，汆燙撈出，放涼，撈出瀝乾，切碎，放入豆腐塊中。

3. 香椿、豆腐加入鹽、香油拌勻即可。

香椿+豆腐，保護胰島細胞

香椿含有豐富的維生素C和紅蘿蔔素，豆腐屬於低熱量、低脂肪、高蛋白食品，搭配做菜，營養互補，還能保護胰島細胞免受自由基傷害。

- 熱量 101大卡
- 醣類 7.0公克
- 蛋白質 7.2公克
- 脂肪 5.4公克

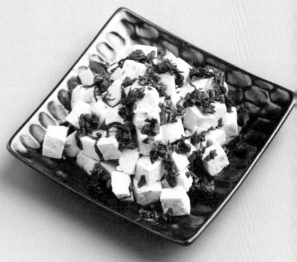

祕製茄汁黃豆

材料 黃豆100公克，番茄200公克，洋蔥20公克。

調味料 鹽3公克，生抽4公克。

作法

1. 黃豆洗淨，以冷水浸泡12小時，放入加入生抽的熱水中煮熟並撈出。

2. 番茄洗淨，用刀劃十字，放入熱水中煮30秒，撈出去皮，切丁；洋蔥洗淨，去皮，切丁。

3. 鍋內倒油燒至7成熱，倒入番茄丁、洋蔥丁炒軟，加適量清水煮滾，加入黃豆，煮至湯汁呈濃稠狀，加鹽調味即可。

- 熱量 146大卡
- 醣類 14.6公克
- 蛋白質 7.4公克
- 脂肪 5.5公克

海帶燉豆腐 湯羹

材料 豆腐200公克，泡發海帶300公克。

調味料 蔥花、薑末、鹽各適量。

作法

1. 海帶洗淨，切成塊；豆腐切成大塊，燙熟瀝乾，然後切成小方塊備用。

2. 鍋內倒入適量油，待油燒熱時，放入薑末、蔥花煸香，放入豆腐塊、海帶塊，加入適量清水大火煮滾，改用小火燉，加鹽調味即可出鍋。

• 熱量	69大卡
• 醣類	4.4公克
• 蛋白質	5.6公克
• 脂肪	3.6公克

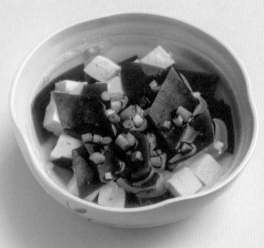

• 熱量	101大卡
• 醣類	6.1公克
• 蛋白質	9.8公克
• 脂肪	4.7公克

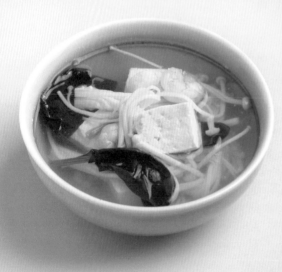

金針菠菜豆腐湯 湯羹

材料 豆腐250公克，金針菇100公克，菠菜50公克，鮮蝦30公克。

調味料 鹽3公克，香油適量。

作法

1. 豆腐洗淨，切塊；鮮蝦去頭、去腸泥，洗淨；金針菇、菠菜去根，洗淨，菠菜燙熟。

2. 鍋中倒入清水大火煮滾，放入豆腐塊、金針菇轉中火煮10分鐘。

3. 放入鮮蝦、菠菜煮熟關火，加入鹽攪拌均勻，淋入香油即可。

核桃
益腎，補鋅

熱量：336大卡／100公克

推薦用量：3～5個／天

有效控糖吃法：帶皮吃、涼拌

控糖關鍵營養素：ω-3脂肪酸、鋅

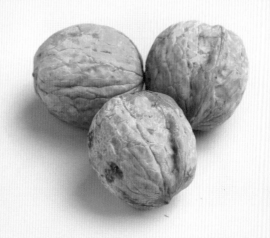

核桃仁拌菠菜

● 熱量	93大卡
● 醣類	6.4公克
● 蛋白質	4.1公克
● 脂肪	6.2公克

材料 菠菜150公克，核桃仁30公克。
調味料 鹽、香油、醋各3公克。
作法
1. 菠菜洗淨，放入熱水中燙一下，撈出瀝乾，切段。
2. 鍋置爐火上，用小火煸炒核桃仁，取出壓碎。
3. 將菠菜段和核桃碎放入盤中，加入鹽、香油、醋攪拌均勻即可。

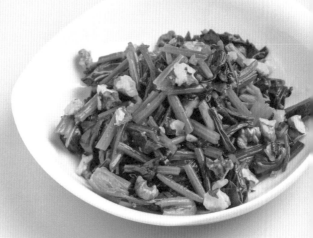

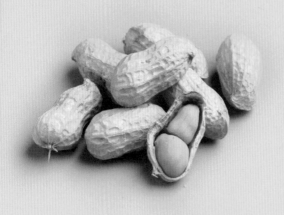

花生
健腦益智，增加血管彈性

熱量：313大卡／100公克	
GI值：14	
推薦用量：30公克／天	
有效控糖吃法：煮	
控糖關鍵營養素：花生四烯酸	

- 熱量　　　522大卡
- 醣類　　　21.7公克
- 蛋白質　　20.0公克
- 脂肪　　　42.3公克

五香花生

材料 帶殼花生500公克。

調味料 八角、桂皮、草果、月桂葉各適量，鹽3公克。

作法

1. 帶殼花生洗淨，花生殼捏裂備用。

2. 鍋置爐火上，倒入八角、桂皮、草果、月桂葉、花生，加水沒過花生，倒入鹽，大火煮15分鐘，關火浸泡1小時即可。

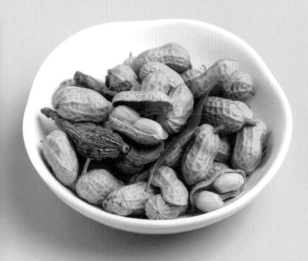

注：可一次多做點，分次吃完。

Chapter

4

糖尿病合併症飲食建議

糖尿病容易引起的痛風、血脂異常、高血壓……

這些通通都可以透過飲食調理改善哦！

糖尿病合併高血壓飲食

飲食
原則

1. 以 20～25大卡／千克體重攝入熱量。
2. 減少膳食脂肪，補充適量優質蛋白質，如魚類、豆製品等。
3. 每日攝入富含膳食纖維和鉀的蔬果，如紫甘藍、芹菜、韭菜、菠菜、莧菜、木耳、柚子、奇異果等，幫助控制血壓和血糖。
4. 適當多食含鈣豐富的食物，如牛奶、海帶、豆腐、菠菜等，減輕鈉對血壓的不利影響。
5. 嚴格限鹽，建議3～5公克／日，不吃或少吃加工醃製品，如鹹肉、火腿、鹹菜、腐乳等。

- 熱量　　　30大卡
- 醣類　　　7.1公克
- 蛋白質　　1.2公克
- 脂肪　　　0.2公克

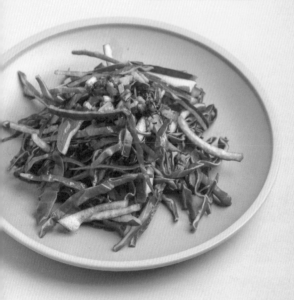

生拌紫甘藍

材料 紫甘藍200公克，洋蔥100公克。
調味料 蔥花、薑末、白醋各適量，鹽、花椒油各2公克。

作法

1. 紫甘藍、洋蔥洗淨，切成細絲，放入盤中備用。
2. 把蔥花、薑末、鹽、花椒油、白醋調成醬汁。
3. 把調好的醬汁均勻地倒在切好的菜絲上，拌勻即可。

紫甘藍+洋蔥，控糖降壓

紫甘藍和洋蔥都富含花青素，有擴張血管、促進血液迴圈的作用，兩者一起食用，降血壓的效果更優。

香干炒芹菜

材料 芹菜250公克，香干（豆腐干）300
公克。

調味料 蔥花、醬油各5公克，料酒6公克。

作法

1. 芹菜揀好洗淨，先剖細，再切長段；香
干洗淨，切條。

2. 炒鍋置爐火上，倒油燒至7成熱，用蔥
花熗鍋，下芹菜段煸炒，再放入香干
條、料酒炒拌均勻，出鍋前加入醬油調
味即可。

- 熱量 166大卡
- 醣類 8.4公克
- 蛋白質 16.5公克
- 脂肪 7.8公克

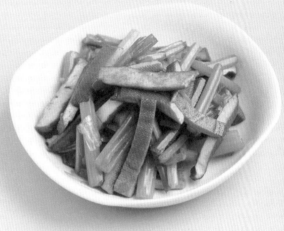

蕎麥蒸餃

材料 蕎麥粉200公克，蝦仁60公克，韭菜
100公克，雞蛋1個（約60公克）。

調味料 薑末適量，鹽、香油各2公克。

作法

1. 雞蛋打入碗內攪散，煎成蛋皮後鏟碎；
韭菜擇洗淨，切末；蝦仁沖洗乾淨，挑
去腸泥，切小丁。

2. 將雞蛋碎、蝦仁丁、韭菜末、薑末放入
盆中，加鹽、香油拌勻調成餡。

3. 蕎麥粉放入盆內，用溫水和成軟硬適中
的麵團，擀成餃子皮，包入餡，收邊捏
緊，做成餃子，送入煮滾的蒸鍋中火蒸
20分鐘即可。

- 熱量 303大卡
- 醣類 50.8公克
- 蛋白質 18.4公克
- 脂肪 3.9公克

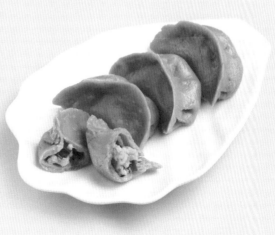

韭菜豆渣餅 主食

材料 黃豆渣80公克，玉米粉100公克，韭菜50公克，雞蛋1個（60公克）。

調味料 鹽1公克，香油2公克。

作法

1. 黃豆渣放入玉米粉中，混合均勻；雞蛋打入豆渣玉米粉中混合均勻；韭菜揀好洗淨，切碎，倒入粉中，調入鹽和香油。

2. 所有材料混合均勻，和成團，壓成小餅狀；平底鍋中倒少許油，放入小餅小火烙至一面金黃後翻面，烙至兩面金黃即可。

豆渣別丟棄

平時做豆漿時，不要丟掉豆渣，將豆渣加麵粉或玉米粉做成豆渣餅，可以更全面地吸收其中的營養成分。

- 熱量　　　175大卡
- 醣類　　　28.3公克
- 蛋白質　　7.0公克
- 脂肪　　　4.3公克

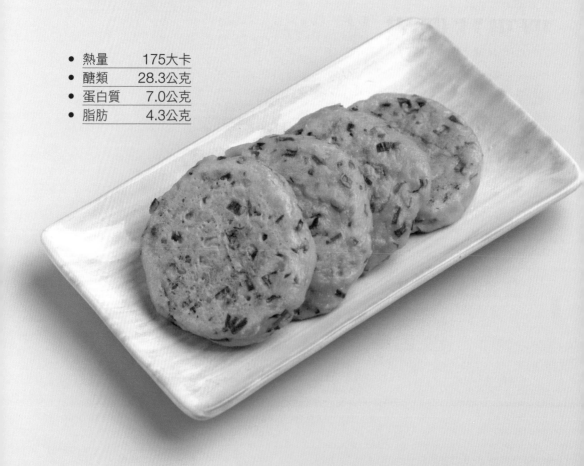

糖尿病合併冠心病飲食

飲食原則

1. 脂肪攝入要限量，每日膽固醇攝入量應控制在200毫克以下，有助於降低血清膽固醇的含量。
2. 每週吃2～3次海鮮類，如鮭魚、多寶魚、海藻等，其中富含的ω-3脂肪酸可降低血脂與血液黏度，有助於預防心肌梗塞。
3. 適當多吃些活血化瘀的食物，如油菜、韭菜、木耳、柑橘、檸檬、茭白筍、玫瑰花茶、茉莉花茶、白蘿蔔等，以通暢血脈，促進血液迴圈。
4. 每天吃50～100公克豆製品，如豆腐、豆皮、豆腐皮等。大豆蛋白具有降低血膽固醇含量的效果。

海帶拌海蜇 涼菜

材料 海蜇150公克，泡發海帶100公克。
調味料 香菜段、醋、蒜泥各適量，鹽、香油各2公克。

熱量	21大卡
醣類	2.6公克
蛋白質	2.3公克
脂肪	0.2公克

作法

1. 海蜇放入清水中浸泡去腥味，放入熱水中燙熟，撈出放涼，瀝乾水分，切絲；海帶洗淨，切絲。

2. 將海蜇絲、海帶絲放盤中，加鹽、醋、蒜泥、香油拌勻，再撒上香菜段即可。

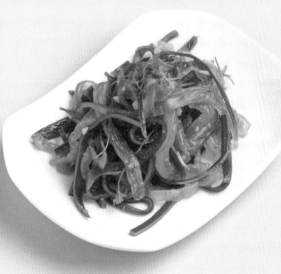

海蜇去沙需用鹽水

買來的海蜇常有細沙，可將其切成細絲，泡入鹽水中用手搓洗片刻後撈出，然後把鹽水倒掉，再用新鹽水泡洗，反覆3次即可把細沙洗淨。

- 熱量　　　27大卡
- 醣類　　　5.9公克
- 蛋白質　　1.3公克
- 脂肪　　　0.3公克

蘆筍扒冬瓜

材料 蘆筍200公克，冬瓜300公克。

調味料 薑絲、蔥末、鹽各適量。

作法

1. 蘆筍洗淨、切丁，冬瓜去皮和瓤、切丁，分別放入熱水中燙一下，撈出放涼，瀝乾。

2. 將蘆筍丁、冬瓜丁放入鍋中，加入鹽、蔥末、薑絲，加水適量，再燉30分鐘即可。

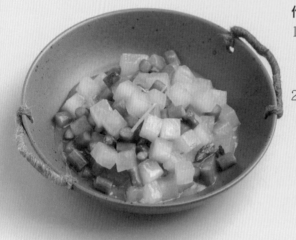

- 熱量　　　93大卡
- 醣類　　　0.0公克
- 蛋白質　　11.5公克
- 脂肪　　　5.2公克

清蒸鮭魚

材料 鮭魚肉200公克。

調味料 蔥絲、薑絲各5公克，鹽3公克，檸檬汁、香油各適量。

作法

1. 鮭魚肉洗淨，切塊，撒少許鹽抓勻。

2. 取盤，放入鮭魚肉，再放上蔥絲、薑絲，送入蒸鍋大火蒸7分鐘，淋上香油、檸檬汁即可。

鮭魚+檸檬，營養更易吸收

烹製鮭魚時放入幾片檸檬或滴入檸檬汁，可除腥提味，且檸檬中含有豐富的維生素C，可使營養更易吸收。

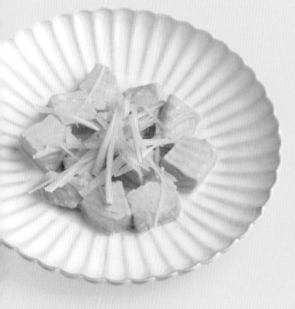

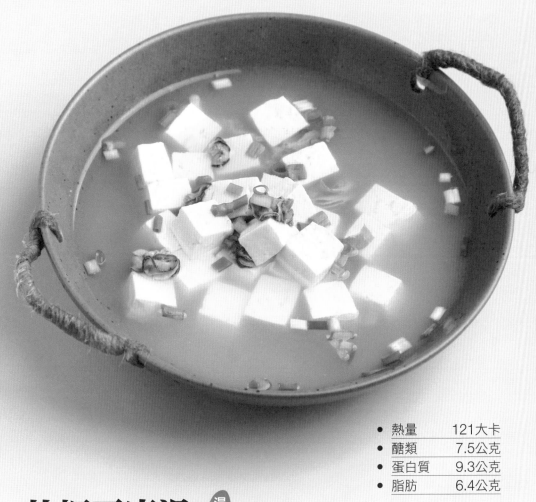

- 熱量　　　121大卡
- 醣類　　　7.5公克
- 蛋白質　　9.3公克
- 脂肪　　　6.4公克

牡蠣豆腐湯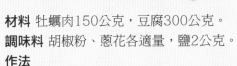

材料 牡蠣肉150公克，豆腐300公克。

調味料 胡椒粉、蔥花各適量，鹽2公克。

作法

1. 牡蠣肉瀝乾水分；豆腐洗淨，切塊待用。

2. 將牡蠣肉放入煮滾的水中汆燙一下，撈起備用。

3. 另起一鍋水煮滾，倒入豆腐塊、鹽、胡椒粉，最後將牡蠣肉入鍋，煮至牡蠣肉熟，撒入蔥花即可。

糖尿病合併血脂異常飲食

1. 每天保證攝入40～75公克富含優質蛋白質的瘦肉或低脂魚蝦，如雞胸肉、蝦、鱈魚等。
2. 每天攝入膳食纖維25～35公克，多食如豆類、藜麥、木耳、油菜、青花菜等食物。
3. 每日的膽固醇攝入量不超過200毫克，動物內臟、墨魚、干貝、魚子、蟹黃等食品中膽固醇含量高，應加以限制。
4. 適當地選用橄欖油、茶子油等富含單不飽和脂肪酸的油類。

- 熱量 22大卡
- 醣類 4.5公克
- 蛋白質 1.2公克
- 脂肪 0.2公克

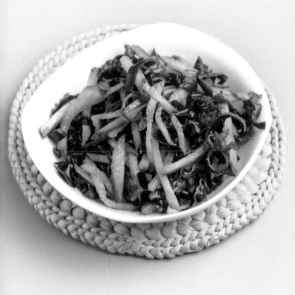

木耳拌小黃瓜

材料 泡發木耳、小黃瓜各150公克。
調味料 醋、橄欖油各適量，鹽2公克。
作法

1. 木耳揀好洗淨，入熱水中汆燙後撈出，瀝乾水分，放涼後切絲；小黃瓜洗淨，切絲備用。
2. 取小碗，放入醋、鹽、橄欖油攪拌均勻，製成醬汁。
3. 取盤，放入小黃瓜絲和木耳絲，淋入調醬汁拌勻即可。

幫助改善胰島素分泌

小黃瓜有很好的充饑作用；木耳含有木耳多醣體及膳食纖維，能夠改善胰島的分泌功能。兩者同食，控糖又減脂。

南瓜鮮蝦藜麥沙拉 涼菜

- 熱量　　　84大卡
- 醣類　　　3.1公克
- 蛋白質　　15.6公克
- 脂肪　　　1.1公克

材料 藜麥5公克，蝦仁、南瓜、生菜各100公克。

調味料 鹽、橄欖油、黑胡椒、醋各適量

作法

1. 藜麥洗淨，浸泡4小時，煮熟，撈出瀝乾；南瓜去皮、去瓤，洗淨，切成厚片；生菜洗淨，撕大片；蝦仁去腸泥，洗淨，燙熟。

2. 將處理好的藜麥、蝦仁、南瓜片、生菜放入盤中，加鹽、橄欖油、黑胡椒、醋拌勻即可。

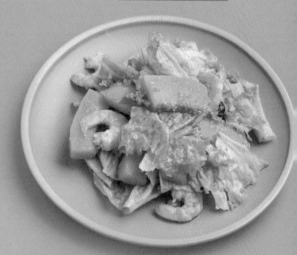

- 熱量　　　250大卡
- 醣類　　　25.1公克
- 蛋白質　　21.3公克
- 脂肪　　　8.8公克

四喜黃豆 熱菜

材料 黃豆120公克，青豆粒、紅蘿蔔、蓮子、瘦豬肉各30公克。

調味料 料酒、水澱粉各適量，鹽2公克。

作法

1. 將材料分別洗淨，瘦豬肉切丁，胡蘿蔔去皮切粒，黃豆煮熟，蓮子浸泡4小時後煮熟。

2. 將瘦肉丁中加適量鹽、料酒、水澱粉醃好後，倒入油鍋中炒熟，再加入黃豆、青豆粒、紅蘿蔔粒和蓮子。

3. 將熟時，加入剩下的鹽調味即可。

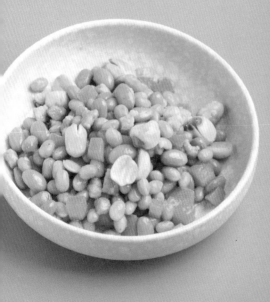

注：水澱粉的作用是將水和乾粉混合以用於勾芡，乾粉可使用太白粉、玉米澱粉、綠豆粉等。

巴沙魚時蔬糙米飯

材料 番茄150公克，巴沙魚100公克，糙米50公克，青豆粒、玉米粒各30公克。
調味料 鹽、黑胡椒、生抽、料酒各適量。
作法

1. 糙米洗淨，浸泡4小時；巴沙魚放室溫下解凍，切成小方塊，加入料酒、鹽和黑胡椒醃漬15分鐘。

2. 將糙米放入電鍋中，再放入青豆粒、玉米粒和醃好的魚塊，加入比平時略少一些的水，按下「煮飯」鍵。飯煮好後，根據個人口味加入生抽調味即可。

無油少鹽，減重效果

無油少鹽的糙米飯更適合有減重需求的糖尿病患者，如果希望味道更好，可以用平底鍋將巴沙魚先煎熟，再搭配糙米飯一起食用。

- 熱量　　　161大卡
- 醣類　　　25.6公克
- 蛋白質　　10.8公克
- 脂肪　　　2.6公克

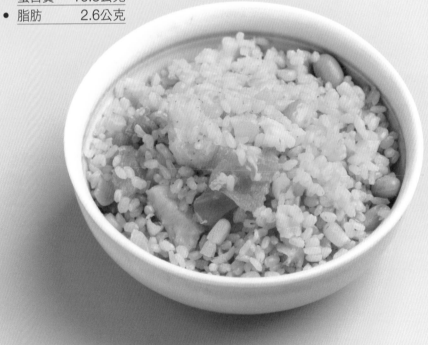

糖尿病合併腎臟疾病飲食

飲食
原則

1. 低蛋白飲食一定要保證足夠熱量，需達30～35大卡／千克體重，不過肥胖者應略少，以逐漸減重至正常，以免出現營養不良的情況。
2. 應選擇升糖指數較低的複合碳水化合物食物，如蕎麥、燕麥、蓧麥、玉米等。
3. 多用動物蛋白代替植物蛋白，應選用「白色蛋白」（烹飪後為白色），如魚肉、蝦、牡蠣、甲魚、牛奶、雞肉、雞蛋 等，儘量少用綠豆等豆類植物蛋白。植物蛋白（除大豆及豆製品）利用率低，反而會增加腎臟負擔。
4. 鉀的攝入量低於1500毫克／日。油菜、菠菜、韭菜、番茄、海帶、香蕉和桃子等含鉀高的食物應適當限制。
5. 腎功能不全者，鹽降至2公克／日，不宜食用醃製品。

熱量	78大卡
醣類	19.2公克
蛋白質	2.0公克
脂肪	0.3公克

涼拌藕片

材料 蓮藕500公克。

調味料 鹽、醋、薑末、香油各2公克，蔥花1公克。

作法

1. 將蓮藕洗淨，去皮，切成薄片，放入熱水鍋中燙到8分熟，撈出放涼，裝入盤中。

2. 將鹽、醋、開水、蔥花、薑末混合調勻，澆在藕片上，再淋上香油即可。

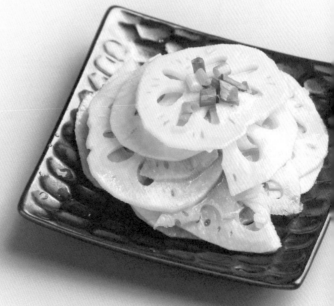

青辣椒炒蛋

材料 青椒150公克，雞蛋2個（120公克）。

調味料 蔥段、蒜末、鹽各4公克，香油各少許。

作法

1. 雞蛋打成蛋液，加少許鹽，炒熟、炒碎；青椒洗淨，去蒂及籽，切塊。

2. 鍋內倒入油燒熱，將蒜末爆香，下青椒塊，加鹽翻炒至7分熟，倒入雞蛋，點香油調味，撒上蔥段翻炒均勻即可。

- 熱量　　　　70大卡
- 醣類　　　　3.8公克
- 蛋白質　　　5.8公克
- 脂肪　　　　3.6公克

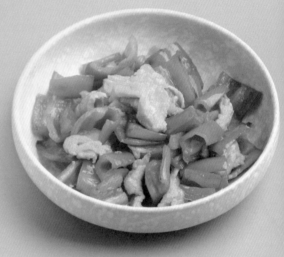

- 熱量　　　　39大卡
- 醣類　　　　4.6公克
- 蛋白質　　　5.1公克
- 脂肪　　　　0.3公克

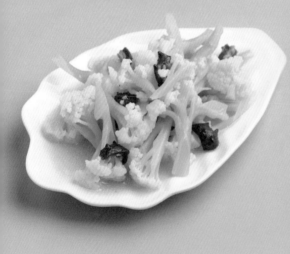

海參燴白花菜

材料 泡發海參150公克，白花菜300公克。

調味料 蒜末適量，鹽3公克。

作法

1. 白花菜洗淨，分成小朵，燙熟備用；海參洗淨，切塊。

2. 鍋裏加油燒熱，爆香蒜末，倒入海參拌炒，放入白花菜，然後放入鹽以及適量水煮熟即可。

海參+花椰菜，補腎又控糖

海參搭配花椰菜食用，可以消除疲勞，補腎又控糖。

牡蠣炒蛋 熱菜

材料 牡蠣肉50公克，雞蛋2個（120公克），紅蘿蔔70公克，青椒50公克。

調味料 鹽3公克，蔥花、薑片各5公克，料酒適量。

作法

1. 牡蠣肉用鹽水浸泡；青椒、紅蘿蔔洗淨，切片備用。

2. 鍋中加水煮滾，放入牡蠣肉煮1分鐘，撈起；雞蛋打散，另取鍋把雞蛋炒熟，盛出。

3. 用鍋中餘油大火爆香蔥花、薑片，下入紅蘿蔔片和青椒片，倒入雞蛋和牡蠣肉同炒，烹入料酒和水，加鹽調味，繼續翻炒一會即可。

- 熱量　　　85大卡
- 醣類　　　5.8公克
- 蛋白質　　6.7公克
- 脂肪　　　4.0公克

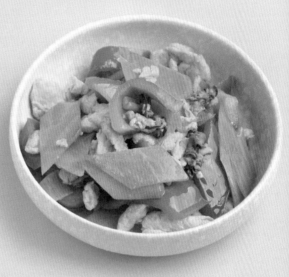

- 熱量　　　131大卡
- 醣類　　　27.2公克
- 蛋白質　　5.6公克
- 脂肪　　　0.6公克

蕎麥山藥豆漿 飲品

材料 山藥、紅豆各50公克，蕎麥60公克。

作法

1. 紅豆、蕎麥分別洗淨，用清水浸泡4小時；山藥去皮，洗淨，切成小塊備用。

2. 將上述材料倒入全自動豆漿機中，加水至上下水位線之間，按「豆漿」鍵，煮至豆漿機提示豆漿做好即可。

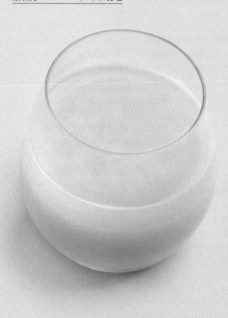

糖尿病合併痛風飲食

飲食
原則 >

1. 急性發作期，嘌呤攝入量應低於150毫克／日。多吃低嘌呤食物，如白菜、芹菜、白蘿蔔、雞蛋等，以促進尿酸排出。
2. 緩解期，以低嘌呤食物為主，也可以適當攝入中嘌呤食物，如雞胸肉、蘆筍、金針菇、銀耳等。
3. 每日喝水2000～3000毫升，以促進尿酸排出。水的組成包括白開水、湯粥、飲品等。
4. 多吃富含鉀的食物，如綠豆、薏仁、馬鈴薯、蘿蔔、芹菜、菠菜、空心菜、油菜、桃子、杏子、木耳等，以減少尿酸沉澱。

- 熱量　　　21大卡
- 醣類　　　5.0公克
- 蛋白質　　1.0公克
- 脂肪　　　0.2公克

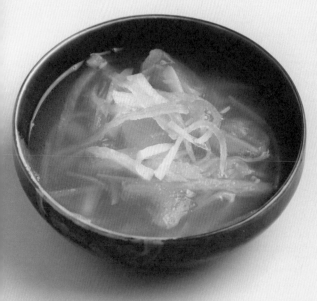

白蘿蔔番茄湯

材料 白蘿蔔250公克，番茄150公克。
調味料 鹽3公克，香油2公克。
作法
1. 白蘿蔔洗淨，切絲；番茄洗淨，去皮，切塊。
2. 鍋置爐火上，倒油燒熱，放番茄塊炒勻，待炒出紅汁時加入白蘿蔔絲翻炒片刻，倒入適量清水，大火煮滾後轉小火煮5分鐘，加鹽調味，淋入香油即可。

蕎麥芹菜餅

材料 蕎麥粉200公克，芹菜100公克。
調味料 鹽、胡椒粉各適量。
作法

1. 蕎麥粉加適量水拌成糊狀；芹菜洗淨，切碎。

2. 把切碎的芹菜放入蕎麥糊中，放入準備好的調味料，拌勻。

3. 鍋中放油加熱後倒入蕎麥糊，攤平並適時翻動，煎至兩面微黃香熟。

● 熱量	215大卡
● 醣類	45.0公克
● 蛋白質	6.6公克
● 脂肪	1.9公克

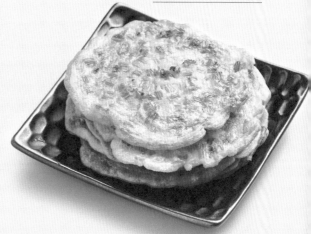

瓜皮綠豆飲 （飲品）

材料 綠豆50公克，西瓜皮100公克。
作法

1. 綠豆洗淨，用清水浸泡4小時；西瓜皮洗淨，去綠皮及紅瓤，切丁。

2. 將綠豆放入鍋中，加適量水，大火煮滾後用小火煮熟，再倒入西瓜皮丁煮滾即可。

● 熱量	65大卡
● 醣類	12.6公克
● 蛋白質	3.8公克
● 脂肪	0.2公克

低嘌呤健康飲品

這道飲品嘌呤含量低，十分適合糖尿病併發痛風患者飲用，但脾胃虛寒者需慎食此飲。

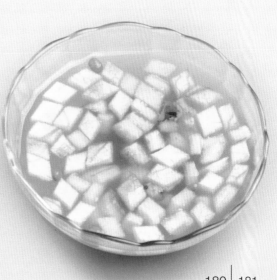

糖尿病合併眼睛疾病飲食

1. 多吃葉黃素豐富的食物，如菠菜、青花菜、芥藍、羽衣甘藍等新鮮綠色蔬菜和柑橘類水果。
2. 補充富含維生素A或紅蘿蔔素等的食物，如雞肝、紅蘿蔔、芒果、菠菜、莧菜、玉米等，並盡量避免用眼過度。
3. 適當攝入富含花青素的食物，如藍莓、葡萄、紅紫蘇、茄子等，幫助緩解眼睛疲勞。
4. 每天飲用能明目的決明子茶、枸杞茶、菊花茶、綠茶等，滋陰明目。

- 熱量　　　235大卡
- 醣類　　　25.6公克
- 蛋白質　　6.4公克
- 脂肪　　　13公克

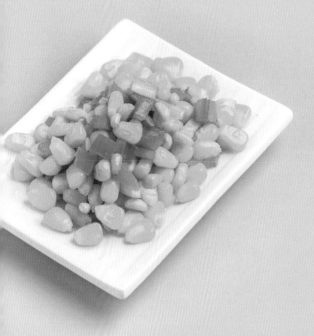

松仁玉米 熱菜

材料 玉米粒300公克，松子仁50公克，青椒、紅甜椒各20公克。

調味料 蔥花5公克，鹽2公克，香油1公克。

作法

1. 青椒、紅甜椒分別洗淨，去蒂和籽，切成丁；玉米粒放入熱水中煮至8分熟，撈出瀝乾水分。

2. 松子仁放鍋裏，用小火不斷翻炒焙香，盛出備用。

3. 鍋內倒油燒至7成熟，下蔥花煸香，下青椒丁、紅甜椒丁、玉米粒炒熟，調入鹽、香油，撒上松子仁即可。

附錄 1
常見食物升糖指數

醣類

食物名稱	GI 值
麥芽糖	105
葡萄糖	100
綿白糖	84
膠質軟糖	80
蜂蜜	73
蔗糖	65
方糖	65
巧克力	49
乳糖	46
果糖	23

蔬菜類

食物名稱	GI 值
南瓜（倭瓜、番瓜）	75
紅蘿蔔（金筍）	71
麝香瓜	65
甜菜	64
紅蘿蔔（煮）	39
蒟蒻	17
蘆筍	15
青花菜	15
白花菜	15
芹菜	15
小黃瓜	15
茄子	15
鮮青豆	15
萵筍	15
生菜	15
甜椒	15
番茄	15
菠菜	15

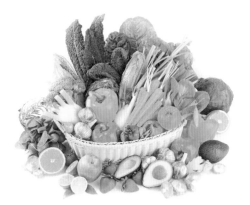

水果及其製品

食物名稱	GI 值
西瓜	72
哈密瓜	70
鳳梨	66
杏罐頭（含淡味果汁）	64
葡萄乾	64
木瓜	59
桃子罐頭（含糖濃度高）	58
葡萄（淡黃色，小，無核）	56
芒果	55
芭蕉	53
桃子罐頭（含糖濃度低）	52
奇異果	52
香蕉	52
草莓醬（果凍狀）	49
葡萄	43
柑（橘子）	43
棗子	42
蘋果、梨子	36
杏乾	31
香蕉（生）	30
桃子	28
柚子	25
李子	24
櫻桃	22

豆類及其製品

食物名稱	GI 值
黃豆掛麵（有麵粉）	67
扁豆（綠，小，罐頭）	52
四季豆（罐頭）	52
黑馬諾豆	46
黑豆（湯）	46
青刀豆（罐頭）	45
小扁豆湯（罐頭）	44
鷹嘴豆（罐頭）、豌豆	42
青刀豆	39
扁豆	38
四季豆（高壓處理）	34
綠豆掛麵、鷹嘴豆	33
豆腐（燉）	32
皇帝豆（嫩，冷凍）	32
皇帝豆（棉豆）	31
扁豆（綠，小）	30
綠豆、四季豆、菜豆	27
扁豆（紅，小）	26
豆腐干	24
豆腐（凍）	22
黃豆（浸泡）	18
蠶豆（五香）	17
黃豆（罐頭）	14

穀類及其製品

食物名稱	GI 值
白米飯（粳米）	90
饅頭（高筋麵粉）	88
黏米飯（含直鏈澱粉低，煮）	88
即食白飯、糯米飯	87
饅頭（精製小麥粉）	85
饅頭（全麥粉）	82
白米飯（秈米、粳米）、米餅	82
烙餅	80
玉米片（市售）、即食燕麥粥	79
白米飯（粳米、糙米）	78
油條	75
玉米片（高纖維，市售）	74
全麥（全麥麵包）	74
白米飯（秈米、糙米）	71
小米（煮）	71
白米粥、餅乾（小麥片）	69
玉米麵（粗粉，煮）	68
蕎麥麵饅頭	67
大麥粉	66
粗麥粉（蒸）、白米糯米粥	65
印度捲餅	62
小米粥	60
蕎麥麵條	59
麵條（掛麵，全麥粉）	57
麵條（硬質小麥粉，細）	55

食物名稱	GI 值
麵條（掛麵，精製小麥粉）	55
玉米（甜，煮）、黑米飯	55
燕麥麩、麥片粥	55
烏龍麵	55
米粉、蕎麥（黃）	54
美式鬆餅	52
玉米糝粥	51
黏米飯（含直鏈澱粉高，煮）	50
玉米粉粥	50
麵條（硬質小麥粉，加雞蛋，粗）	49
莜麥飯（整粒）	49
義大利麵（精製麵粉）	49
義大利麵（全麥）	48
麵條（小麥粉，硬，扁粗）	46
玉米餅	46
通心麵（管狀，粗）	45
燕麥飯（整粒）	42
小麥（整粒煮）	41
麵條（白，細，煮）	41
麵條（全麥粉，細）	37
麵線（實心，細）	35
黑麥（整粒，煮）	34
麵條（強化蛋白質，細煮）	27
大麥（整粒，煮）	25
稻麩	19

乳類及乳製品

食物名稱	GI 值
冰淇淋	51
優格（加糖）	48
優格（水果）	41
全脂豆奶	40
高齡用奶粉	40
優格（普通）	36
牛奶（加糖和巧公克力）	34
優格（低脂）	33
脫脂牛奶	32
牛奶	28
全脂牛奶	27
低糖奶粉	26
牛奶（加甜味劑和巧公克力）	24
豆奶	19
優格（低脂，加甜味劑）	14
低脂牛奶	12

薯類、澱粉製品

食物名稱	GI 值
馬鈴薯（燒烤，無油脂）	85
馬鈴薯（用微波爐烤）	82
馬鈴薯（煮）	78
甘薯（紅，煮）	77
馬鈴薯泥	73
馬鈴薯（蒸）	65
馬鈴薯	62
馬鈴薯（烤）	60
炸薯條	60
甘薯（山芋）	54
芋頭（煮）	53
山藥	51
芋頭（蒸）	48
紅薯粉	35
藕粉	33
豌豆粉絲湯	32
馬鈴薯粉條	14

種子類

食物名稱	GI 值
腰果	25
花生	14

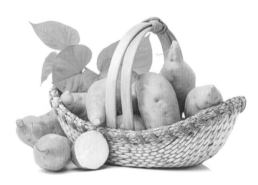

速食食品

食物名稱	GI 值
法國長棍麵包	90
rice krispies（家樂氏）	88
白麵包	88
白米（即食，煮6分鐘）	87
燕麥片（混合）	83
膨化薄脆餅乾	81
可可力（家樂氏）	77
香草華夫餅乾	77
華夫餅乾	76
蘇打餅乾	72
麵包（小麥粉，去麵筋）	70
小麥餅乾	70
小麥片	69
即食羹	69
麵包（全麥粉）	69
麵包（小麥粉，高纖維）	68
新月牛角麵包	67
營養餅	66
麵包（80%～100%大麥粒）	66
葛粉餅乾	66
麵包（黑麥粉）	65
麵包（80%燕麥粒）	65
高纖維黑麥薄脆餅乾	65
麵包（粗麥粉）	64
油酥脆餅乾	64

食物名稱	GI 值
漢堡	61
披薩（含乳酪）	60
酥皮糕點	59
燕麥粗粉餅乾	55
爆米花	55
蕎麥泡麵	53
麵包（50%～80% 碎小麥粒）	52
麵包（黑麥粒）	50
麵包（小麥粉，含水果乾）	47
麵包（45%～50% 燕麥麩）	47
閒趣餅乾（達能）	47
白米（即食，煮1分鐘）	46
麵包（50%大麥粒）	46
麵包（混合穀物）	45
高纖麥麩早餐穀物（家樂氏）	42
牛奶香脆餅乾（達能）	39
麵包（75%～80%大麥粒）	34

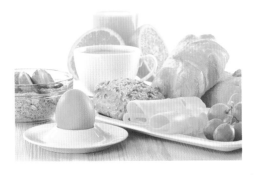

飲料類

食物名稱	GI 值
芬達	68
啤酒（澳洲產）	66
橘子汁	57
橙汁（純果汁）	50
柚子果汁（不加糖）	48
鳳梨汁（不加糖）	46
西洋梨汁（罐頭）	44
蘋果汁	41
可樂	40
水蜜桃汁	33

混合膳食及其他

食物名稱	GI 值
牛肉麵	89
米飯+紅燒豬肉	73
玉米粉加入人造黃油／煮	69
饅頭+黃油	68
白飯+蒜苗炒蛋	68
二合麵窩頭／玉米粉+麵粉	65
白飯+炒蒜苗	58
黑五類穀粉	58
白飯+芹菜炒豬肉	57
饅頭+芹菜炒蛋	49
饅頭+醬牛肉	49
餅+雞蛋炒木耳	48
牛奶蛋糊／牛奶+澱粉+糖	43
包子／芹菜豬肉	39
硬質小麥粉肉餡餛飩	39
番茄湯	38
白飯+魚	37
三鮮餃子	28
豬肉燉粉條	17

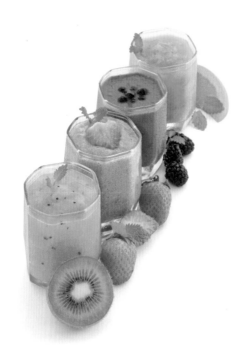

注：常見食物升糖指數的資料參考
《中國食物成分表：標準版.第一冊》
（2018年7月出版，楊月欣主編）和
《中國食物成分表（第一冊）》（2009
年11月出版，楊月欣、王光亞、潘興昌
主編）。

附錄 2
手把手教你食物交換份法

食物交換份是將食物按照來源、性質分成幾大類,一交換份的同類食物在一定重量內,所含的熱量、碳水化合物、蛋白質和脂肪相似,而一交換份的不同類食物所提供的熱量是相等的。食物交換份的應用可使糖尿病食譜的設計趨於簡單化。可以根據患者的飲食習慣、經濟條件、季節和市場供應情況等選擇食物,調劑一日三餐。在不超出全日總熱量的前提下,能讓糖尿病患者膳食多樣化,營養更均衡。

應用食物交換份時需要注意的問題:

1. 生熟可以互換。比如50公克白米(生重)可以和125公克米飯(熟重)交換;50公克麵粉(生重)可以和75公克饅頭(熟重)交換;50公克生肉可以和35公克熟肉交換。

2. 同類食物可以互換。比如50公克小米可以和50公克白米互換,25公克燕麥片可以和35公克燒餅互換。

3. 營養素含量相似的食物可以互換。這種互換稍顯複雜,常見情況如:25公克白米可以和200公克橘子互換;25公克燕麥片可以和200公克蘋果互換;50公克瘦肉可以和100公克豆腐互換;500公克白菜可以和200公克奇異果互換;20粒花生可以和10公克油或50公克瘦肉互換。

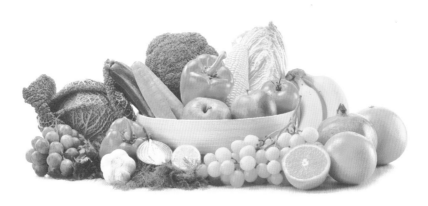

食物交換的四大組（八小類）內容和營養價值表

組別	類別	每交換份質量（公克）	熱量（大卡）	蛋白質（公克）	脂肪（公克）	碳水化合物（公克）	主要營養素
穀薯組	穀薯類	25	90	2.0	–	20.0	碳水化合物、膳食纖維
蔬果組	蔬菜類	500	90	5.0	–	17.0	礦物質
	水果類	200	90	1.0	–	21.0	維生素
肉蛋豆組	大豆類	25	90	9.0	4.0	4.0	膳食纖維、蛋白質
	乳製品類	160	90	5.0	5.0	6.0	蛋白質、鈣
	肉蛋類	50	90	9.0	6.0	–	脂肪、蛋白質
油脂組	堅果類	15	90	4.0	7.0	2.0	脂肪、膳食纖維
	油脂類	10	90	–	10.0	–	脂肪

等值大豆類食物交換表

食物名稱	每交換份品質（公克）
豆漿（黃豆1份，加水8份，磨漿）	400
嫩豆腐	150
老豆腐	100
豆腐絲、豆腐干	50
大豆（黃豆）	25
大豆	25
豆腐皮	20

說明：每交換份大豆類食物提供蛋白質9公克，脂肪4公克，碳水化合物4公克，熱量90大卡。

等值水果類食物交換表

食物名稱	每交換份品質（公克）
西瓜	500
草莓	300
梨子、桃子、蘋果（帶皮）	200
橘子、柳橙、柚子（帶皮）	200
奇異果（帶皮）	200
李子、杏子（帶皮）	200
葡萄（帶皮）	200
柿子、香蕉、鮮荔枝（帶皮）	150

說明：每交換份水果類食物提供蛋白質1公克，碳水化合物21公克，熱量90大卡。

等值穀薯類食物交換表

食物名稱	每交換份品質 （公克）
鮮玉米（中等大小，帶棒心）	200
濕粉皮	150
馬鈴薯、芋頭	100
燒餅、烙餅、饅頭	35
鹹麵包、窩頭	35
生麵條、蒟蒻麵條	35
大米、小米	25
糯米、薏仁	25
高粱米、玉米粒	25
麵粉、米粉、玉米粉	25
混合麵	25
燕麥片、莜麥麵	25
蕎麥麵、苦蕎麵	25
各種掛麵、龍鬚麵	25
通心粉	25
綠豆、紅豆、菜豆	25
乾豌豆	25
乾粉條、乾蓮子	25
油條、油餅	25
蘇打餅乾	25

說明：每交換份穀薯類食物提供蛋白質2公克，碳水化合物20公克，熱量90大卡。

等值蔬菜類食物交換表

食物名稱	每交換份品質 （公克）
大白菜、高麗菜	500
菠菜、油菜	500
韭菜、茴香、茼蒿	500
芹菜、苤藍、萵筍	500
油菜薹、櫛瓜	500
番茄、冬瓜、苦瓜	500
小黃瓜、茄子、絲瓜	500
芥藍、油菜	500
空心菜、莧菜、龍鬚菜	500
綠豆芽、蘑菇	500
泡發海帶	500
白蘿蔔、紅甜椒	400
茭白筍、冬筍	400
南瓜、白花菜	350
鮮豇豆、扁豆	250
洋蔥、蒜薹	250
紅蘿蔔	200
荸薺	150
藕、涼薯	150
茨菰、百合	100
鮮豌豆	70

說明：每交換份蔬菜類食物提供蛋白質5公克，碳水化合物17公克，熱量90大卡。

等值油脂類食物交換表

食物名稱	每交換份品質（公克）
西瓜籽（帶殼）	40
核桃、杏仁	25
花生	25
葵瓜籽（帶殼）	25
花生油、香油（1湯匙）	10
玉米油、菜籽油（1湯匙）	10
豆油	10
紅花油（1湯匙）	10
豬油	10
牛油	10
羊油	10
黃油	10

說明：每交換份油脂類食物提供脂肪10公克，熱量90大卡。

等值乳製品類食物交換表

食物名稱	每交換份品質（公克）
牛奶	160
羊奶	160
無糖優格	130
脫脂奶粉	25
奶酪	25
奶粉	20

說明：每交換份乳製品類食物提供蛋白質5公克，脂肪6公克，碳水化合物6公克，熱量90大卡。

等值肉蛋類食物交換表

食物名稱	每交換份品質（公克）
泡發海參	350
蛋白	150
兔肉	100
蟹肉、水浸魷魚	100
帶魚、大黃魚、比目魚	80
草魚、鯉魚、甲魚	80
鱔魚、鰱魚、鯽魚	80
明蝦、青蝦、鮮貝	80
雞蛋（1個，帶殼）	60
鴨蛋、松花蛋（1個，帶殼）	60
鵪鶉蛋（6個，帶殼）	60
瘦畜肉	50
排骨	50
鴨肉	50
鵝肉	50
叉燒肉（無糖）、午餐肉	35
醬牛肉、醬鴨、大肉腸	35
肥瘦豬肉	25
熟火腿、香腸	20
蛋粉	15

說明：每交換份肉蛋類食物提供蛋白質9公克，脂肪6公克，熱量90大卡。

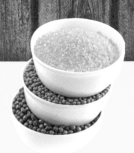

糖尿病家常菜索引

依照烹調方式分類，讓你可以精心安排每一餐。

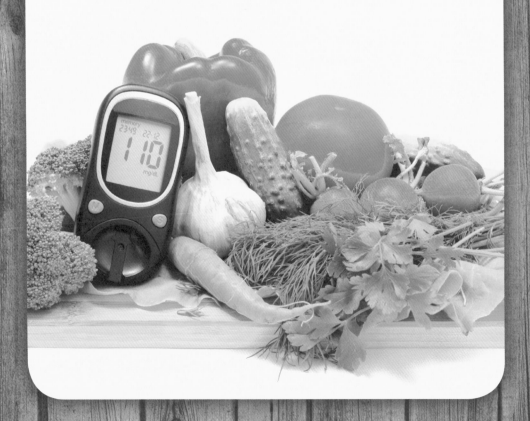

涼菜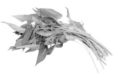

熱菜

主食

湯羹

飲品

糖尿病飲食指南

掌握 GI 值搭配，輕鬆穩定血糖值。

作　　者	陳偉	總 代 理	三友圖書有限公司
編　　輯	藍勻廷	地　　址	106台北市安和路2段213號4樓
校　　對	藍勻廷、簡語謙	電　　話	(02) 2377-4155
美術設計	劉錦堂、吳靖玟	傳　　真	(02) 2377-4355
		E － mail	service@sanyau.com.tw
發 行 人	程顯灝	郵政劃撥	05844889 三友圖書有限公司
總 編 輯	呂增娣		
編　　輯	吳雅芳、簡語謙	總 經 銷	大和書報圖書股份有限公司
	洪瑋其、藍勻廷	地　　址	新北市新莊區五工五路2號
美術主編	劉錦堂	電　　話	(02) 8990-2588
美術編輯	吳靖玟、劉庭安	傳　　真	(02) 2299-7900
行銷總監	呂增慧		
資深行銷	吳孟蓉	製　　版	統領電子分色有限公司
行銷企劃	羅詠馨	印　　刷	鴻海科技印刷股份有限公司
發 行 部	侯莉莉	初　　版	2020年07月
財 務 部	許麗娟、陳美齡	定　　價	新台幣350元
印　　務	許丁財	I S B N	978-986-5510-26-8（平裝）
出 版 者	四塊玉文創有限公司		

本書繁體版權由中國輕工業出版社獨家授權出版和發行。

國家圖書館出版品預行編目(CIP)資料

糖尿病飲食指南：掌握GI值搭配，輕鬆穩定血糖
值。/ 陳偉編著. -- 初版. -- 臺北市：四塊玉文創,
2020.07

　面；　公分
ISBN 978-986-5510-26-8(平裝)

1.糖尿病 2.健康飲食 3.食譜

415.668　　　　　　　　　　109008231

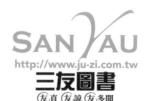

SANYAU
http://www.ju-zi.com.tw
三友圖書
友直 友諒 友多聞

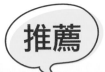 推薦 健康過生活

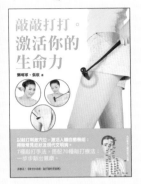

敲敲打打。激活你的生命力
作者：劉明軍、張欣　定價：300元
認識穴位，對準穴位，效果立即顯現，不但能強健身體，還可掃除常見症狀及現代文明病，現在就跟著示範圖，Step by Step，敲出健康！

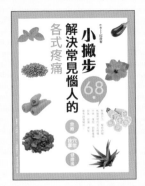

小撇步，解決常見惱人的各式疼痛
作者：田貴華　定價：250元
食療、保健操、穴位按摩，68個簡單有效的實用小妙方，由內到外強身健體，掃除全身常見疼痛，徹底改善惱人文明病！

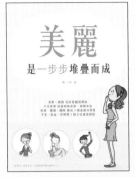

美麗：是一步步堆疊而成
作者：申一中　定價：300元
33種穴道按摩，教你用耳穴按摩控制食慾！74道美人茶湯，讓妳擁有傲人雙峰的豐胸健乳茶，14招3分鐘塑身操，讓妳告別Bye Bye手，水桶腰，不用花大錢，也能輕鬆變成健康美人！

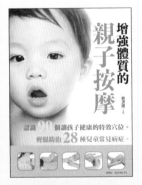

增強體質的親子按摩
作者：劉清國　定價：320元
提高免疫力，增強體質的親子按摩。輕鬆掌握28種防治兒童常見病症按摩法，準確定位90個保證孩子健康的特效穴位，現在，就跟著書中的示範，一起透過按摩，增強孩子的體質。

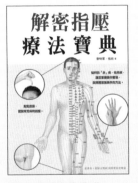

解密指壓療法寶典
作者：劉明軍、張欣　定價：320元
雙手並用，「點、壓、捫、揉、捏」，從頭到腳按出健康好體質，遠離生活小病痛！不論是頭痛、健忘、疲勞、或糖尿病、高血壓、便秘等症狀，只要正確地按壓穴道，即可簡單有效地達到健脾、護肝、養腎的養生方法。讓你按得放鬆、按出樂趣、按來健康。

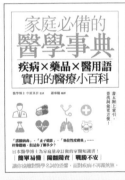

家庭必備的醫學事典：疾病X藥品X醫用語，實用的醫療小百科
作者：中原英臣　定價：320元
本書以「至少該知道的知識」做為重點，簡單易懂地收錄了一般家庭面對醫療時常有的疑問，包含生活中可能聽到的疾病，乃至諸般醫療、健康領域的主要名稱與用語等。書末還附上索引，文字易懂、輕鬆好查，家庭醫學的萬用祕笈。

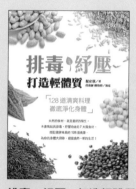

排毒、紓壓、打造輕體質：
128道清爽料理，徹底淨化身體

作者： 程安琪　定價：350元

天然的食材，就是最好的醫生。本書集結具排毒、紓壓功效的7大類食材，並搭配健康味美的128道食譜，為你的身體大掃除，迎接煥然一新的生活！

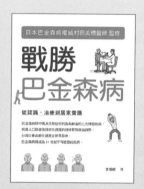

戰勝巴金森病

作者：村田美穗　定價：350元

一般人對巴金森病的理解，似乎還停留在幾十年前的印象。其實，巴金森病的治療方法日新月異，只要正確服用藥物，搭配治療，確實復健，就能延緩症狀。

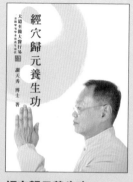

經穴歸元養生功

作者：謝天秀　定價：380元

沒有空間和時間限制，不需要任何道具，只要伸出雙手，或拍打、或按壓，輕鬆享受穴道按摩的舒適感。補身、補氣，消除疼痛和不適的主要根源，避免疾病發生！

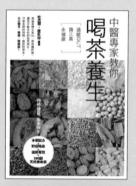

中醫專家教你喝茶養生：過敏OUT、降三高、永健康

作者：杜杰慧、唐紅珍　定價：280元

中醫專家嚴選三百多副保健茶，按體質喝茶，改善過敏、痘痘、小症頭；按四季喝茶，能夠養顏、防病、保健康；按症狀喝茶，向三高、文明病說Byebye！

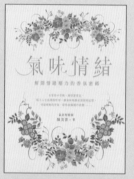

氣味情緒：解開情緒壓力的香氛密碼

作者：陳美菁　定價：320元

在愛情中受挫、親情裡窒息，陷入人生低潮的時刻，讓氣味喚醒最深層的記憶，用最療癒的香氣，給你最關鍵的救贖，解開療癒心靈的神奇香氛密碼——

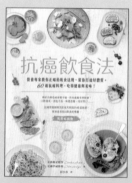

抗癌飲食法：營養專家教你正確的飲食法則，幫你打造好體質。 60道抗癌料理，吃得健康與美味！

作者：卡洛琳安德烈, 克羅伊威斯利
定價：400元

口腔發炎吃不下、味覺改變沒胃口……癌症患者的心聲，專家聽到了！獨家設計60道食譜，附上蛋白質標示以營養均衡不失美味的料理，陪伴患者度過虛弱無力、沒有胃口的治療期，重拾健康新人生！

地址： _____縣/市 _____鄉/鎮/市/區 _____路/街

_____段 _____巷 _____弄 _____號 _____樓

廣 告 回 函
台北郵局登記證
台北廣字第2780號

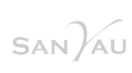

三友圖書有限公司 收
SANYAU PUBLISHING CO., LTD.

106 　台北市安和路2段213號4樓

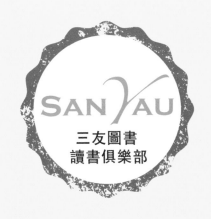

三友圖書
讀書俱樂部

「填妥本回函，寄回本社」，
即可免費獲得好好刊。

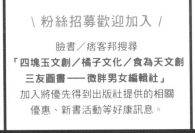

\ 粉絲招募歡迎加入 /

臉書／痞客邦搜尋
「四塊玉文創／橘子文化／食為天文創
三友圖書──微胖男女編輯社」
加入將優先得到出版社提供的相關
優惠、新書活動等好康訊息。

四塊玉文創╳橘子文化╳食為天文創╳旗林文化
http://www.ju-zi.com.tw
https://www.facebook.com/comehomelife

親愛的讀者：

感謝您購買《糖尿病飲食指南：掌握GI值搭配，輕鬆穩定血糖值。》一書，為感謝您對本書的支持與愛護，只要填妥本回函，並寄回本社，即可成為三友圖書會員，將定期提供新書資訊及各種優惠給您。

姓名＿＿＿＿＿＿＿＿＿＿＿＿＿＿＿　出生年月日＿＿＿＿＿＿＿＿＿＿＿＿＿＿＿

電話＿＿＿＿＿＿＿＿＿＿＿＿＿＿＿　E-mail＿＿＿＿＿＿＿＿＿＿＿＿＿＿＿＿＿

通訊地址＿＿＿＿＿＿＿＿＿＿＿＿＿＿＿＿＿＿＿＿＿＿＿＿＿＿＿＿＿＿＿＿＿＿

臉書帳號＿＿＿＿＿＿＿＿＿＿＿＿＿＿＿＿＿＿＿＿＿＿＿＿＿＿＿＿＿＿＿＿＿＿

部落格名稱＿＿＿＿＿＿＿＿＿＿＿＿＿＿＿＿＿＿＿＿＿＿＿＿＿＿＿＿＿＿＿＿＿

1 年齡
□18歲以下　　□19歲～25歲　　□26歲～35歲　　□36歲～45歲　　□46歲～55歲
□56歲～65歲　□66歲～75歲　　□76歲～85歲　　□86歲以上

2 職業
□軍公教 □工 □商 □自由業 □服務業 □農林漁牧業 □家管 □學生
□其他＿＿＿＿＿＿＿＿＿＿＿＿＿＿＿＿＿＿＿＿＿＿＿＿＿＿＿＿＿＿＿＿＿＿

3 您從何處購得本書？
□博客來　□金石堂網書　□讀冊　□誠品網書　□其他＿＿＿＿＿＿＿＿＿＿＿＿
□實體書店＿＿＿＿＿＿＿＿＿＿＿＿＿＿＿＿＿＿＿＿＿＿＿＿＿＿＿＿＿＿＿＿

4 您從何處得知本書？
□博客來　□金石堂網書　□讀冊　□誠品網書　□其他＿＿＿＿＿＿＿＿＿＿＿＿
□實體書店＿＿＿＿＿＿＿＿＿＿　□FB（三友圖書-微胖男女編輯社）＿＿＿＿＿＿
□好好刊（雙月刊）　□朋友推薦　□廣播媒體

5 您購買本書的因素有哪些？（可複選）
□作者 □內容 □圖片 □版面編排 □其他＿＿＿＿＿＿＿＿＿＿＿＿＿＿＿＿＿＿

6 您覺得本書的封面設計如何？
□非常滿意 □滿意 □普通 □很差 □其他＿＿＿＿＿＿＿＿＿＿＿＿＿＿＿＿＿＿

7 非常感謝您購買此書，您還對哪些主題有興趣？（可複選）
□中西食譜　□點心烘焙　□飲品類　□旅遊　□養生保健　□瘦身美妝 □手作 □寵物
□商業理財　□心靈療癒　□小說　　□其他＿＿＿＿＿＿＿＿＿＿＿＿＿＿＿＿＿

8 您每個月的購書預算為多少金額？
□1,000元以下　　□1,001～2,000元　□2,001～3,000元　□3,001～4,000元
□4,001～5,000元　□5,001元以上

9 若出版的書籍搭配贈品活動，您比較喜歡哪一類型的贈品？（可選2種）
□食品調味類　　　□鍋具類　　□家電用品類　　□書籍類　　□生活用品類　　□DIY手作類
□交通票券類　　　□展演活動票券類　□其他＿＿＿＿＿＿＿＿＿＿＿＿＿＿＿＿＿

10 您認為本書尚需改進之處？以及對我們的意見？
＿＿＿＿＿＿＿＿＿＿＿＿＿＿＿＿＿＿＿＿＿＿＿＿＿＿＿＿＿＿＿＿＿＿＿＿＿

感謝您的填寫，

您寶貴的建議是我們進步的動力！